新生儿精细化护理系列

丛书主编　胡晓静

新生儿PICC 精细化护理技术

XINSHENG'ER PICC JINGXIHUA HULI JISHU

本册主编　李丽玲

中国出版集团有限公司

世界图书出版公司
上海　西安　北京　广州

图书在版编目(CIP)数据

新生儿PICC精细化护理技术/李丽玲主编. —上海：上海世界图书出版公司,2023.8
(新生儿精细化护理系列/胡晓静主编)
ISBN 978 - 7 - 5232 - 0332 - 3

Ⅰ. ①新… Ⅱ. ①李… Ⅲ. ①新生儿－静脉－导管治疗－护理学 Ⅳ. ①R722.105 ②R174

中国国家版本馆CIP数据核字(2023)第062666号

书　　名	新生儿PICC精细化护理技术
	Xinsheng'er PICC Jingxihua Huli Jishu
丛书主编	胡晓静
本册主编	李丽玲
责任编辑	沈蔚颖
装帧设计	袁　力
出版发行	上海世界图书出版公司
地　　址	上海市广中路88号9－10楼
邮　　编	200083
网　　址	http://www.wpcsh.com
经　　销	新华书店
印　　刷	杭州锦鸿数码印刷有限公司
开　　本	889mm×1194mm　1/32
印　　张	8.5
字　　数	165千字
版　　次	2023年8月第1版　2023年8月第1次印刷
书　　号	ISBN 978-7-5232-0332-3/ R·667
定　　价	58.00元

丛书编写委员会

总主编
胡晓静

主 审
周文浩 曹 云

顾 问
黄国英 张玉侠 陈 超

丛书编委
（按姓氏笔画排序）

于 玲	马月兰	王 丽	王 玲	王 燕	王国琴
冯世萍	吕天婵	朱亭立	朱晓婷	任 燕	刘 晴
汤晓丽	李 文	李 芳	李丽玲	杨 芹	杨童玲
轩 妍	时富枝	吴莎莉	张先红	陆春梅	陈 芳
陈红雨	季福婷	金玉梅	赵 磊	胡 雪	胡艳玲
贺 芳	钱葛平	徐红贞	翁 莉	唐云飞	唐英姿
程晓英	谢 珺	蒙景雯	熊小云	熊永英	薛阿丽

本册编写者名单

分册主编

李丽玲

分册参编

（按姓氏笔画排序）

王国琴　李　扬　李昭颖　张先红

陆春梅　范家莉　钱丽清　望西茜

序　言

新生儿中的早产儿（born too soon）已经成为全球关注的焦点，每年大约有 1 500 万早产儿出生，世界上出生 10 个婴儿中约有 1 个是早产儿，他们很脆弱。5 岁以下儿童死亡中有 40％是新生儿，而早产儿是新生儿死亡中最主要的死亡原因，生存下来的早产儿中还有相当一部分要面临终身残疾如脑瘫、智力障碍、学习障碍、慢性肺部疾病、视力和听力等问题。早产成为一个公共卫生问题。

健康的新生儿需要做好从孕期、产期到新生儿期的全面的连续性的精细化照护，照护团队包括了非常多的角色。对于住院的新生儿来说，重要的三大角色是医生、护士以及父母，每个角色都需要付出 120％的努力，同时又充分地相互配合才能得到一个较好的结局。新生儿护士是责无旁贷地一直守护在住院新生儿身边的角色，他们精细化照护能力关系到新生儿的短期结局和长期预后。新生儿护理水平需要加速提升，与医生角色进行完美地配合，最终改善新生儿尤其是早产儿的结局。

复旦大学附属儿科医院（以下简称"复旦儿科"）一直

1

将新生儿的医护国内外联合培养放在重要的位置,投入了大量的资源,也培养出很多非常优秀的人才,这是复旦儿科新生儿包括极超低出生体重早产儿获得良好预后的保障。近年来,复旦儿科的新生儿生存率、极超低出生体重儿的生存率都逐渐接近发达国家水平,作为国家儿童医学中心更加有责任和使命与全国同道一起提升和进步,造福全国的新生患儿。《新生儿精细化护理》系列图书由新生儿护理团队发起,将复旦儿科多年来积累的新生儿精细化照护经验进行了总结,内容涵盖了新生儿发育支持护理、呼吸道的精细化护理、皮肤以及血管通路的精细化护理等临床必备的精细化护理知识和实践经验,具有很高的参考实用价值。当然,新生儿精细化护理远远不止这些,希望复旦儿科护理团队继续不断努力学习和实践,总结出更多的经验,与更多的医疗中心和家庭分享,为新生儿健康的未来加倍努力!

复旦大学附属儿科医院院长

2022 年 12 月

前　　言

出生体重 1 500 g 以下的新生儿称为"极低出生体重儿",出生体重＜1 000 g 的新生儿称为"超低出生体重儿"。2005 年和 2010 年,我国学者先后完成两次较大规模的全国性新生儿流行病学调查显示极超低出生体重儿占所有住院早产儿的比率约为 8％。近年来随着辅助生殖技术的广泛应用和高龄产妇增多等原因,极低出生体重儿所占的比重有上升趋势。极低、超低出生体重儿出生时各脏器的功能极不成熟,临床病死率和并发症发生率均很高。根据 2010 年世界卫生组织(WHO)统计数据,死亡早产儿中约 2/3 为极超低出生体重儿。随着新生儿诊疗护理技术的进步,2020 年中国新生儿协作网数据显示,胎龄 28 周早产儿的生存率达到 80％左右。尽管如此,如何提高他们的生存率同时提高生存质量,依然是新生儿医学领域的重要课题。

极低、超低出生体重儿的关键救治技术包括应用肺泡表面活性物质、有创和无创机械通气、肠外营养以及抗生素等,这些救治技术在我国许多新生儿重症监护病房已经非常成熟,甚至接近发达国家的水平。极超低出生体重儿的生命非常脆弱,对护理技术有着极高的要求。在临床医学不断发展的同时,护理专业技术需要协同提

1

高,例如 NIDCAP 技术、气道特殊护理技术、喂养技术、血管通路建立和管理技术以及家庭参与式护理技术等,都需要更细化的微护理专业团队细致地实施,这些在很大程度上直接影响了这些小早产儿的预后。因此,这样的护理工作要求护士们具有很好的职业素养和很高的技术水平,是一个责任特别重、技术含量特别高的专业。

复旦大学附属儿科医院新生儿重症监护病房每年收治的极低、超低出生体重儿达 500 例左右,在精细化护理技术方面积累了丰富的经验,本系列丛书基于大量的证据以及临床护理实践,针对新生儿临床常用的系列护理技术进行了分册介绍。携手全国部分新生儿护理同仁们,以深入浅出的方式倾情撰写了各分册,力求让新生儿科护士学习起来比较轻松且容易掌握,最终使全国的新生儿及其家庭受益。

在本书出版之际,感谢上海市科学技术委员会"长三角极低、超低出生体重早产儿精细化照护技术的联合攻关项目(项目编号:18495810800)"资助,感谢中国医药教育协会新生儿护理分会,以及国家儿童医学中心护理联盟新生儿亚组的同仁们的精诚合作,感谢新生儿科的前辈们在新生儿护理发展中的积淀,感谢我的导师黄国英教授对新生儿护理的重视和张玉侠教授的引领,感谢新生儿科周文浩教授、陈超教授、曹云教授的大力支持,特别要感谢全国新生儿科护士姐妹们勤勤恳恳的工作和奉献,是你们亲手挽救了千千万万宝宝们稚嫩的生命!

胡晓静

2022 年 12 月

目　　录

引　言

新生儿是新生儿重症监护病房（neonatal intensive care unit，NICU）主要人群。随着近年来极低出生体重儿和病危儿存活率的增加，建立合适的血管通路用于静脉肠外营养及生命支持显得极为重要。因此，护理人员一直在为如何给这类脆弱的人群建立和维持既安全又可持续的血管通路而努力。为新生儿提供安全适宜的血管通路有利于液体、电解质和营养液的最优化管理，有利于生长和改善预后，因此成为新生儿重症监护病房照护者主要关注的内容之一。

外周静脉导管和脐血管导管已被新生儿重症监护病房普遍应用，但留置时间有限。相对中心静脉导管而言，外周静脉导管的并发症多且有输液种类的限制。1973年，Shaw描述了将硅胶导管置入新生儿中心静脉的新方法。此后，随着置管设备及技术的改进，外周中心静脉导管（peripherally inserted central catheter，PICC）置管术也得到了进一步发展。

第一章

绪　论

第一节　新生儿血管通路装置的选择

新生儿血管通路的建立是 NICU 医源性并发症的主要原因,疼痛和感染风险随之而来。降低血管通路并发症的措施包括置管部位的评估、皮肤的清洁消毒、置管、固定、维护和拔管。新生儿护士是血管通路的建立与维护、不良事件风险管理的核心人群。

一、主动静脉治疗与被动静脉治疗

主动静脉治疗是基于治疗因素、置入材料类型和新生儿等多因素评估,选择合适的血管通路装置,是一种决策依赖型的主动工作模式。决策模式建立在专业护士全面掌握静脉治疗器材、治疗药物及疾病诊断的基础上。新生儿入院 24~48 小时主动完成护理评估,制订血管通路建立计划,放置适宜的输液装置,实施针对新生儿使用的血管通路装置相匹配的护理,实时监测导管,持续进行

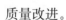

质量改进。

被动静脉治疗即传统静脉治疗,护士根据医嘱为新生儿执行静脉输液治疗,不重视对最佳静脉与静脉通路装置的评估,未采取依据诊断及静脉条件做出最佳血管通路选择的决策,仅使用传统套管针或钢针进行静脉治疗。新生儿静脉被反复穿刺,因药物理化特性导致外周静脉出现严重并发症,最终给药延误,治疗中断。新生儿被动使用中心静脉输液完成治疗,中心静脉穿刺难度增加,并发症发生率增加。

主动静脉治疗遵循静脉治疗护理评估流程,治疗前评估病情、药物、治疗周期、血管情况选择适合的静脉通路及输液器材,保护外周血管,减轻疼痛刺激、提高舒适度、减少并发症,提高临床治疗效果,缩短住院时间。

二、新生儿血管通路装置选择的影响因素

血管通路装置选择的 3 个影响因素:新生儿及家庭因素、装置、治疗因素(表 1-1)。

表 1-1　新生儿血管通路装置选择的影响因素

新生儿及家庭因素
出生后日龄和孕周
置管时体重
疾病的状态

（续表）

皮肤状态和成熟度

血管通路置管史

穿刺考虑（如血管能见度、成功穿刺可能性、置管后方便进行安全）固定

置管操作耐受力

家属对疾病的认知水平

经济负担能力

装置因素

预期留置的时间

相容性及适宜性

产品的设计

导管的直径

产品的质量

产品的材质（如钢制、塑料、硅酮、聚氨酯、特氟龙）

安全性

审批证

治疗因素

建立血管通路的原因

药物化学性能

药物不良反应

操作的紧急性

预期达到的流量和速度

计划治疗的时间

影响装置选择的附加影响因子：新生儿家庭的经济情况和操作者对装置的熟悉程度。

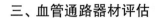

三、血管通路器材评估

(一) 外周静脉通路

外周静脉导管(peripheral venous，PIV)已成为新生儿重症监护治疗中不可缺少的血管通路装置。外周静脉导管被广泛应用于液体和药物输注，但其并发症高，疗程的长短和治疗的类型决定是否适合应用外周静脉导管。外周静脉导管因并发症而拔除的发生率高达 78%，占非计划拔除原因的 95%。新生儿尤其是出生体重＜1 000 g 的超低出生体重儿，因血管过细或血管被反复穿刺，可能导致外周静脉导管置入困难，反复的静脉穿刺增加感染的发生。PICC 可减少反复穿刺对外周静脉造成的损害，避免新生儿因多次置入 PIV 而产生痛苦及压力。出生体重＜1 250 g 的新生儿中，置入 PICC 较置入外周静脉导管可减少 50% 的疼痛。

外周静脉通路包括一次性静脉输液钢针和外周静脉导管，其导管尖端位于外周静脉。外周静脉路径不适宜使用的药物包括刺激性药物、发泡性药物、肠外营养液、pH＜5 或 pH＞9 的药液，渗透压＜240 mmol/L 或＞340 mmol/L。

1. 一次性静脉输液钢针

(1) 优点：与输液器配套使用，经济方便。

(2) 缺点：留置时间短，活动受限，易渗漏；输入刺激性药物时，可能引起渗漏性损伤和化学性静脉炎；易发生针刺伤而导致血源性感染。

（3）规格：指输液针外径。

（4）使用范围：临床上一般不推荐使用，静脉治疗提倡钢针"零容忍"，仅适用于短期、单次及输入无刺激性药物的静脉输液治疗或单次抽取血标本。

2. 短外周导管

静脉留置针由硅胶等材料制成。美国静脉输液护士协会（INS）指出护士应根据诊疗方案、治疗时间、穿刺部位可行性、诊断、与导管有关并发症及置管者经验选择短外周导管。护士应使用带有安全设施的短外周导管预防锐器伤。

（1）优点：套管柔软，容易固定，操作方便，减少穿刺次数及输液时的渗漏，有利于活动，舒适度增加。随时可以静脉给药，便于紧急抢救时使用，无须反复穿刺。

（2）缺点：输入刺激性药物时，引起渗漏性损伤和化学性静脉炎，不能保护血管内膜。

（3）规格：静脉留置针规格与针的外径相关。新生儿通常使用24G或26G的短外周导管。

（4）适用范围：适用于短期的非刺激性药物输注，穿刺部位由远心端向近心端。

（5）使用注意事项：短外周导管穿刺宜选择粗直、富有弹性、血流量丰富、无静脉瓣的血管，避开关节位置。置管部位评估，穿刺点红肿、静脉炎及时更换穿刺部位。

（二）中长导管

中长导管是经外周静脉途径到达肢体近端粗大血管，或者是通过头皮静脉到达颈外静脉的血管置入装置。适用于输注 pH 5～9 的液体或药物，以及刺激性药物或发泡剂的非连续性输注。输液治疗时间需要持续 1～4 周，可考虑使用中长导管。因治疗需要延长导管留置时间护士应根据治疗需要外周其他部位的血管情况、置入导管部位的血管情况、皮肤的完整性、新生儿疾病状况等因素做出判断。

置管技术包括使用置管鞘，或使用改进的 Seldinger 穿刺术，中长导管是外周输液装置，其尖端终止于贵要静脉、头静脉或肱静脉、肩部的远端，置管部位常规首选肘窝区贵要静脉；新生儿从头皮血管置入导管时，尖端通常位于颈静脉。

（三）中心静脉导管

中心静脉导管分为经外周静脉置入中心静脉导管（PICC）、非隧道型中心静脉导管（central venous catheter, CVC）、隧道型中心静脉导管和植入型中心静脉导管（输液港）。护士使用中心静脉导管装置进行长期或短期，持续性或间断性输注给药。可输注药物包括抗肿瘤药物、刺激性药物、发泡性药物、多种抗生素、肠外营养液、pH<5 或 pH>9 的药液、渗透压<240 mmol/L 或＞340 mmol/L 的液体。中心静脉导管分为单腔或多腔、硅胶或聚氨酯材质、前端开口或封闭。

1. 经外周静脉置入中心静脉导管(PICC)

经外周静脉穿刺置入中心静脉的导管,其尖端位于上腔或下腔静脉,适合 PICC 置管的血管包括贵要静脉、肘正中静脉、头静脉及肱静脉、颞静脉、耳后静脉、下肢大隐静脉等。适用广泛,使用方便,维护简便,安全有效。

2. 非隧道型中心静脉导管(CVC)

包括锁骨下静脉、颈内静脉和股静脉置管。适用于所有类型的静脉治疗,可用于监测中心静脉压。置管过程中存在血气胸、大血管穿孔等威胁生命安全的风险,感染发生率高于 PICC。

3. 隧道型中心静脉导管

隧道型中心静脉导管临床使用较少,一般用于血液透析,血透通路的尖端定位于上腔静脉。

4. 植入型中心静脉导管(输液港)

植入型输液港(implanted venous port,IV PORT)由注射座和导管两部分组成,注射座部分由塑料或医用金属制成,导管由硅胶或聚氨酯材质制成,分前端开口式或三向瓣膜式。植入型输液港留置时间大于 PICC,可供长期使用,安装与拆除应由具备操作资格认证的、具有独立执业资质的医务人员按照外科手术的程序进行。医生在手术室或导管室将注射座留置于胸部或上臂,连接的导管尖端也停留在上腔静脉。其优点是导管全部埋于体内,不影响美观和清洁皮肤。

四、新生儿静脉通路评估

(一) 外周静脉通路

外周静脉穿刺可以用作抽血、静脉导管留置、输注药物和液体,置管技术与其他人群相似。导管的尺寸、穿刺部位、血管脆性、皮肤消毒、导管的固定较普通人群具有额外的挑战。新生儿常见的外周静脉选择位置如下(表 1-2)。

表 1-2　外周静脉的选择位置

手背与脚背的静脉网络丛
掌骨静脉
前臂腹侧静脉
腕部的表浅静脉
腋下静脉
头静脉、正中静脉、贵要静脉
大隐静脉
小隐静脉
腘窝静脉
头皮、额部静脉、颞部静脉等

直径较粗的外周静脉如贵要静脉、大小隐静脉,常用于 PICC。新生儿头皮静脉易穿刺,但导管装置的固定和体位摆放不易,药物一旦严重渗出后果严重,故非首选位置。

(二) 中心静脉通路

中心静脉通路是药物安全输注的理想通路,腔静脉的血流速度快,可迅速稀释药液,减轻血管内皮的潜在危害;导管尖端位于血管管腔中部,药液不会直接渗入静脉壁。中心静脉导管可用于长期静脉治疗、肠外营养液输注、危重患儿监测管理。脐静脉导管和 PICC 是新生儿最常用的中心导管。CVC 常用于大手术中的中心静脉压监测及药物输注。骨髓通路是紧急状态下通过骨髓针经骨髓给药,新生儿紧急状态下首选脐静脉给药。

1. 脐静脉

脐动静脉是新生儿期独有的血管通路。胎儿期,胎儿与胎盘由 2 根脐动脉与 1 根脐静脉相连,提供营养与气体交换。生后经历一系列生理学变化,脐静脉也发生了不可逆的改变。

脐血管导管用于液体和药物输注、抽血、生命体征监测及心脏介入治疗,但存在一系列潜在并发症(表 1-3)。

表 1-3 脐静脉置管中及置管后的风险及潜在并发症

共性的风险
导管误入:动脉置管误入静脉
置管尖端位置偏离预期路径
置管中发生穿孔,导管进入体腔,引起外渗
置管后导管移位
失血:置管时导管连接断开
血栓或空气栓塞
感染:导管相关性血流感染
皮肤消毒剂导致的皮肤损伤
器官和血管损伤
器官出现血流灌注不足:导管与血管管径不匹配

(续表)

脐动脉导管的特殊风险
下肢和臀部的局部缺血
栓塞导致的肾功能不全
脐静脉的特殊风险
肠壁缺血坏死
门静脉高压和血栓
肝脏坏死

脐导管需要特别关注的内容包括：周围皮肤的清洁、血管的正确识别、导管的固定、导管尖端位置的确认。X线胸片确认导管位置也有助于辨认导管是否在正确的血管里。动脉导管先进入髂内动脉，后进入升主动脉。脐静脉笔直进入门静脉系统后进入下腔静脉。研究显示，脐静脉导管（umbilical vein catheter，UVC）留置时间＞7天将增加导管相关性血流感染。

2. PICC

PICC 是外周静脉和脐静脉导管之外另一种血管通路，是早产儿肠外营养的主要途径。通过最大化的无菌技术，经外周静脉置入可弯曲可显影的导管。导管放置后通过 X 线胸片确认导管尖端的位置。

3. CVC

中心静脉置管是将导管经锁骨下静脉、颈内静脉、股静脉穿刺留置于中心静脉腔内（表 1 - 4）。CVC 常见并发症及原因见表 1 - 5。

表 1-4 中心静脉置管用途

中心静脉压测量,评估循环生理参数,出入液体量平衡

大量快速静脉输液,用于手术失血,急救维持血压

长期肠外营养、抗生素、镇痛镇静药物输注

刺激性药物输注

血液透析管道

肿瘤化疗,防止化学性静脉炎的发生,防止药液外渗

输液通道,避免患儿反复穿刺导致的痛苦

表 1-5 中心静脉置管常见并发症及原因

常见并发症	原 因
穿刺部位出血或血肿	同一部位反复穿刺,组织血管损伤
误入动脉	常见于颈动脉及锁骨下动脉
气胸及血气胸	穿刺点过低,经锁骨下或锁骨下凹切迹穿刺
空气栓塞	少见,但可致命
感染	无菌技术不严格
心律失常	导丝插入过深或导管过长,多为窦性心动过速或房颤
窒息	穿刺中损伤颈内静脉后压迫位置不准确,或误刺动脉后继续操作造成大出血压迫气管
导丝断裂或导丝留在血管内	操作不当
腔静脉或右心房穿孔、心包填塞	解剖变异,导管质地较硬,不光滑,扩张器进入过深
胸导管损伤	多见左锁骨下静脉插管

CVC 多应用于化疗与静脉高营养治疗。PICC 较 CVC 具有操作简单、并发症少、留置时间长等优点。

小贴士

正确的血管通路装置选择是基于病史、体格检查、诊断、治疗的类型、治疗周期、医疗机构可提供的护理技能和维护设备。

——静脉输液护士协会

第二节　新生儿血管通路管理的关键点

一、疼痛管理

（一）感受器与静脉治疗护理的关系

几乎所有的感受器都与静脉治疗护理相关，如触觉、压力、温度、光、声等，通过触觉区分动脉和静脉；扎止血带时间过长或过紧会感觉紧张、不适，甚至影响动脉供血从而影响穿刺静脉的扩张；温度过低可使外周血管收缩，静脉穿刺难度增加。

痛觉对静脉治疗的影响最为明显。痛觉接收器是游离的神经末梢，分布于皮肤、皮下组织、血管壁等部位。痛觉可分为快痛和慢痛，快痛是在受到伤害刺激 0.1 秒内感觉到的疼痛；慢痛在受到伤害刺激数秒甚至数分钟感觉到的疼痛。快痛与皮肤被穿刺、切割、电击有关；慢痛与组织被破坏有关。机械、温度、化学等刺激痛觉接收器，主要引起快痛，也可引起慢痛。受损组织中存在的组胺、缓激肽、5-羟色胺、钾离子、酸性物质均能刺激痛觉感受器产生痛觉。

（二）新生儿疼痛的影响

新生儿期是大脑快速发育期，也是大脑的潜在脆弱期，新生儿在 NICU 中面临多种压力和痛苦过程。疼痛加剧了神经元兴奋，导致细胞死亡增加，对发育中的大脑具有广泛的影响。新生儿住院中接受有创操作的频次与后期认知和运动功能有关。与足月同龄儿相比，早产儿的认知力、执行力、学习力低，存在更多的行为问题。反复的静脉穿刺是一项程序性疼痛，可对新生儿产生恐惧心理，进一步发展为行为的改变。早期评估和正确地选择血管通路方式，将重复静脉穿刺的机会降到最低，避免短期和长期的负面结果。在 NICU，早期置入 PICC 可减少新生儿的疼痛体验。

（三）PICC 置管疼痛的干预

熟练的 PICC 穿刺过程仍然被证明存在疼痛，研究者使用新生儿疼痛评估量表（premature infant pain profile，PIPP）从穿刺鞘刺入皮肤开始直至 30 秒，评估结果为中度疼痛。许多床旁设备帮助选择血管和置入导管，包括超声和各类透光实验或近红外灯设施，有助于血管选择和提高第一次穿刺的成功率。

表面麻醉剂利多卡因和普鲁卡因起效时间长，引起局部血管收缩，并伴有高铁血红蛋白血症的风险，限制了在新生儿中的用途。非药物性减轻疼痛方法包括：协调新生儿的睡眠与觉醒过程、抚触、音乐、母乳亲喂、非营养性吸吮和蔗糖的吸吮。

二、皮肤准备

新生儿皮肤如同其他组织器官一样尚未发育成熟，保持皮肤的完整性可降低局部和全身并发症的风险。新生儿皮肤完整性表现在体温调节稳定、脂肪储存正常、水和电解质平衡、感染预防、保持触觉敏感等方面。皮肤的成熟取决于胎龄和出生体重，妊娠＜32 周或出生体重＜1 500 g 的极超低出生体重儿由于皮肤角质层少，真皮缺乏结构蛋白，皮肤屏障功能最为脆弱，皮肤容易损伤。皮肤的屏障功能主要存在于角质层，其完整性反映皮肤防止经皮吸收毒物和抑制微生物侵袭的能力。早产儿角质层较足月儿和成人更薄，更容易导致失水及外源性药物的渗透和感染。

新生儿出生后数周才能建立正常皮肤菌群所必需的酸性皮肤 pH 值。潮湿、温暖的环境和使用抗生素干扰常驻菌群的生态，促进其他病原微生物在皮肤上的定植。由于先天防御机制差，住院时间长和多种侵入性干预措施，尤其是极超低出生体重儿更容易发生医院感染。中心静脉导管插入部位的皮肤菌群密度是导管相关性血流感染（catheter related blood stream infection，CRBSI）的主要危险因素。置管前有效的皮肤消毒至关重要，洗必泰、碘和酒精被广泛用于皮肤清洁的前期准备。证据已提出，手卫生、皮肤准备、无菌技术置管及置管后护理有利于降低感染。

新生儿的高水平医疗需求涉及皮肤的消毒干预,处理不当会导致非预期的皮肤损伤。选择合适的消毒剂是有效消毒的关键,消毒剂的选择取决于消毒的效果和皮肤的耐受性。理想的消毒剂应具有杀菌作用,能够消灭和抑制皮肤上微生物的生长,并具有足够长的作用时间,对新生儿安全无害。

三、消毒剂的选择

(一) 洗必泰

洗必泰于 1954 年在抗疟疾化合物研究期间首次发现。化学名为双氯苯双胍己烷,系阳离子表面活性剂,具有广谱抑菌、杀菌作用。洗必泰带有阳电荷,口腔含漱时吸附在带阴电荷的斑块和口腔黏膜表面,随后吸附的药物从口腔黏膜弥散,逐渐析出产生持续作用,直至 24 小时后在唾液中浓度降低。本品吸附在细菌胞浆膜的渗透屏障上,破坏细菌细胞膜,使细胞内容物漏出,低浓度时呈抑菌作用,高浓度时使细菌细胞内成分和细胞质凝结,起杀菌作用,并有效抵抗耐药菌,包括耐甲氧西林的金黄色葡萄球菌、耐万古霉素的肠球菌以及各种链球菌和假单胞菌,适用于侵入性手术之前的皮肤消毒。新生儿的安全性和有效性数据仍然缺乏,指南不建议在新生儿群体中使用洗必泰作为消毒剂,美国食品和药物管理局未批准将洗必泰用于 2 个月以下的婴儿。美国新生儿护士协会(AWHONN)皮肤护理实践指南支持对妊娠 34 周以上出生的早产儿使用洗必泰,并建议使用无菌水或生理盐水去除所有皮肤消毒剂避免吸收和皮肤刺激。不良皮肤反应包括红斑、糜烂、烧伤和水疱。

（二）乙醇

有机化合物,俗称酒精。异丙醇和正丙醇是最常用的酒精类防腐剂。

不同浓度的乙醇消毒效果不同。高浓度的乙醇会在细菌表面形成一层保护膜,阻止其进入细菌体内,难以将细菌彻底杀死。乙醇浓度过低可进入细菌,但不能将其体内的蛋白质凝固,同样不能将细菌彻底杀死。75％的乙醇消毒原理基于对细菌细胞膜的破坏和蛋白质的快速变性,抑制微生物的生长。乙醇具有对大多数细菌、真菌和病毒的广谱抗菌活性,但不具有灭菌作用。

（三）碘

1. 碘伏

聚维酮碘、碘络合物,即络合碘或有机碘,是中效消毒剂。杀菌作用迅速,低毒,对皮肤、黏膜无刺激,适用于皮肤、黏膜的消毒,可杀灭大多数细菌包括真菌。碘伏可用于手术前手和皮肤的消毒;各种注射部位皮肤消毒;器械浸泡消毒等。

2. 安尔碘

为碘与增效剂、缓释剂和干燥剂等合成的醇溶液,成分包括有效碘、醋酸氯己定和酒精,属强力、高效、广谱的皮肤黏膜消毒剂。作用机理是碘元素直接卤化菌体蛋白质,产生沉淀,游离碘替代微生物的内容物,从而导致微生物死亡,为强而有效的杀菌剂。对各种致病微生物均有强力的快速杀灭作用,杀菌作用可持续 6 小时,与碘伏相比杀菌更持久、彻底,能杀灭大肠杆菌、金黄色葡萄球菌和白色念珠菌、结核杆菌等广谱抗菌作用。安尔碘内的碘从缓释剂中缓慢释放,无明显着色,干燥迅速,可用于口腔炎症、伤口、疖肿、注射前皮肤消毒。安尔碘对黏膜和伤口有一定的刺激性。

3. 碘酒

含碘、碘化钾及乙醇。碘化合物是卤素释放剂,通过穿透细菌细胞膜引起细胞蛋白质、核苷酸和脂肪酸变性而杀灭细菌,可杀灭真菌、结核、病毒和孢子。证据强调,妊娠不足 32 周的早产儿过早暴露于含碘抗菌剂将存在甲状腺功能障碍。碘酒使用注意事项:用于皮肤消毒时需使用 75% 乙醇进行脱碘,以免灼伤皮肤。不能大面积使用碘酒,以防大量碘吸收碘中毒;不能使用于溃烂皮肤;偶见发热及全身皮疹,碘过敏者禁用。

四、消毒剂的作用时间

消毒剂的作用时间指消毒溶液发挥消毒作用的持续时间。例如浸泡消毒时间指将物品浸没于消毒溶液开始计时,至将物品从消毒液中取出截止,所需的时间即为消毒作用时间。

五、新生儿使用消毒剂风险

早产是皮肤屏障发育和免疫功能的影响因素,早产儿在出生后的前 2～3 周特别脆弱,化学物质的被吸收,消毒剂对机体的危害,对器官发育存在潜在影响。碘经皮肤吸收会导致早产儿甲状腺功能障碍和尿中碘水平升高。酒精可导致早产儿的局部和全身不良反应。早产儿皮肤准备证据提出,皮肤清洁准备应考虑消毒剂的潜在危害性和如何降低危险因素。大多数局部使用的消毒剂均可引起皮肤刺激和皮肤红斑,皮肤损伤的原因是由于过量使用导致消毒剂堆积,消毒剂与皮肤长时间接触。早产儿的消毒原则是必须确保最佳的皮肤清洁和最小的伤害,确认产品的安全性和提供最佳的皮肤前期准备。

1. 洗必泰接触性皮炎评估

Chapman 使用 0～4 分对暴露于洗必泰的皮肤进行每日接触性皮炎评分,2 名研究人员独立评估,皮肤病变＞2 分为"严重"(表 1-6)。

表 1-6　接触性皮炎评分

皮　肤　外　观	分数
正常	0
大部分皮肤出现轻微的粉红色,没有水肿	1
整个部位呈粉红色至红色,水肿或硬化	2
整个部位亮红色,水疱,水肿或硬化	3
整个部位深色红斑,水疱,渗出或表皮脱落	4

2. 降低洗必泰相关皮肤损伤的预防措施(表 1-7)

表 1-7 降低洗必泰相关皮肤损伤的预防措施

程 序	理 由
新生儿转院或转科,详细记录消毒剂使用经历	医护人员了解该患儿使用的抗菌剂,减少潜在的皮肤损害
使用单剂量小包装消毒液	避免使用过量的消毒液
用生理盐水擦去多余的消毒液	避免消毒液聚集在皮肤皱褶处
消毒后不要用密闭的敷贴覆盖皮肤	避免持续接触刺激性溶液
消毒后监测皮肤区域 2~6 小时	尽早干预出现的皮肤并发症
使用工具评估皮肤的不良反应	规范皮肤损伤的评估方法
相关皮肤损伤首选保守治疗	减少手术干预风险
新生儿病房有明确的皮肤消毒策略	避免皮肤清洁策略认知错误

(李丽玲)

参考文献

[1] KONSTANTINIDI A., SOKOU R., PANAGIOTOUNAKOU P, et al. Umbilical Venous Catheters and Peripherally Inserted Central Catheters: Are They Equally Safe in VLBW Infants? A Non-Randomized Single Center Study. Medicina, 2019, 6; 55(8): 442.

[2] VALENTINA VANZI, ROSANNA PITARO. Skin Injuries and Chlorhexidine Gluconate-Based Antisepsis in Early Premature Infants: A Case Report and Review of the Literature. J Perinat Neonatal Nurs Actions, 2018, 32(4): 341-350.

[3] KUTSCH J, OTTINGER D, KUTSCH J, et al. Neonatal skin and chlorhexidine: a burning experience. Neonatal Netw, 2014, 33(1): 19 – 23.

[4] PERRY M, TAN Z, CHEN J, et al. Neonatal Pain: Perceptions and Current Practice. Crit Care Nurs Clin North Am, 2018, 30(4): 549 – 561.

[5] SHUKLA VV, BANSAL S, NIMBALKAR A., et al. Pain Control Interventions in Preterm Neonates: A Randomized Controlled Trial. Indian Pediatr, 2018, 55(4): 292 – 296.

[6] CONG X, WU J, VITTNER D, et al. The impact of cumulative pain/stress on neurobehavioral development of preterm infants in the NICU. Early Hum Dev, 2017, 108: 9 – 16.

第二章

PICC 成本效益

第一节　成本效益概述

PICC 的高成本效益是其在临床实践中被积极应用的主要原因。当血管通路装置实现使用的临床目标，该设备被认为是可行的，所使用的资源与达到的临床目标相比占据优势时，说明其具有成本效益。

临床实践中新生儿安全是第一位，与新生儿安全性相关的中心静脉通路装置降低了并发症的风险，并发症是静脉通路的真正"成本"，增加静脉通路的安全性可以提高成本效益。

影响静脉装置成本效益的因素：置管的资源（材料、时间、场所、设备、人力资源等）；管理的资源（材料、时间、人力资源等）；置管时和维护期间"预期"并发症的成本。装置成本与置管实际"成本"无关，与设备使用期间的实际总体"成本"无关。静脉通路装置的成本包含在置管成本中，比如所需材料的成本，可用或必用设备（超声、透视、心电监护仪等)的成本,人力成本(护士、外科医生、放射科医生、麻醉师等)以及置管场所成本(床旁置管的成本与在置管专用场所、手术室或放射科置管的成本相距甚远)。

比较两种不同的静脉通路装置时,还应考虑其维护成本,即维护所需材料的成本,该装置的维护频率和维护类型(每周或多周换药 1 次、冲管的频率等)以及维护所需人力资源(护士、医生等)的成本。最后应考虑"预期"置管相关并发症的成本,如置管并发症(心律失常、置管失败、置管时间延长、材料浪费等)和置管后并发症(静脉血栓形成、移位等)的成本,以及维护相关并发症(感染、管腔阻塞、移位、破裂等)的成本。

第二节　成本效益优化模式

一、合理选择 PICC

硅胶导管具有防反流瓣膜,但市场价格高;聚氨酯导管成本低,可以耐受高压,潜在的断管和破裂等机械性相关并发症较低,但不具有防反流瓣膜功能。

二、合理选择置管技术

优化置管成本效益的基本要点:无菌屏障最大技术

(最大限度降低感染风险);使用超声引导静脉穿刺,减少失败和(或)反复穿刺的风险;使用腔内 ECG 技术排除原发导管尖端异位的风险;通过非缝线方式、透明膜等方法有效合理固定导管,减少移位风险。

三、合理选择置管场所

床旁置入 PICC 可获得最大的成本效益,程序化地选择在手术室或放射科中置入 PICC 不会增加置管安全性,但会大大降低其成本效益。

四、建立专业置管队伍

建立由专业护士组成的"PICC 专业小组",而非医生、麻醉师或放射科医生进行 PICC 置管,可产生最大的成本效益。

第三节　血管通路专业队伍的建立

病房内静脉通路管理政策由多学科专家组制订,根据临床需求制订科室内的静脉通路管理策略。集束化策略来自临床建议,可以降低并发症,每条临床建议对于实现特定目标是有效的,同时系统地实施建议,可以达到协同效应。新生儿病房内建立静脉通路专业团队能大大提升静脉通路装置的安全性、成本效益和效率。静脉通路专业团队可以实现院内血管通路的同质化管理,规范临床血管通路的建立和维护操作规范,丰富临床护士血管通路方面的专业知识,提高护士血管通路关键技术水平,降低患儿相关并发症,提高家庭满意度。

一、血管通路专业组建立

专业组成员可以从专科中产生,应具备 5 年的专业工作背景,丰富的血管通路建立和维护经验。专业组工作宗旨为实现新生儿血管通路的同质化管理,规范临床操作,丰富实践知识,提高新生儿护士血管通路护理关键技术水平,降低血管通路相关并发症的发生。

二、专业组活动

学习指南与证据,进行血管通路建立和维护规范的更新。内容包括中心静脉导管的建立和维护最新证据,外周静脉导管的建立和维护指南,血管通路建立与维护时患儿的镇静镇痛管理等。定期进行血管通路建立和维护的模拟演练,床旁实践,专业组成员以点带面将所学的知识和技能对病房内的护士进行培训。

三、数据监测与分析

监测新生儿病房血管通路的数量、并发症数量以及种类。针对存在的问题,进行原因分析并探讨解决办法,实现持续质量改进。

四、血管通路会诊

包括血管通路的建立、血管通路并发症的处理和维护指导。

五、降低医院输液治疗管理成本

（一）减少静脉通路装置和材料费用

提高置管成功率，减少材料浪费；避免装置的机械性（阻塞性）或感染性并发症，减少非计划拔管。选择高成本效益比的装置，实施主动静脉治疗计划。

（二）缩短平均住院时间

减少导管相关性感染的风险。

（三）减少护士反复置管时间

降低医生和护士的置管时间成本。

（李丽玲）

参考文献

[1] 张海军,李茂全.经外周中心静脉导管与中线导管使用手册. 北京：化学工业出版社,2019：37 – 43.
[2] 胡晓静,张玉侠,顾莺,等.儿童血管通路专业组的建立与实践.护理学杂志,2018,33(5)：6 – 8.
[3] WALKER G, TODD A. Nurse-led PICC insertion：is it cost effective? Br J Nurs, 2013, 24：22(19 Suppl)：S9 – S15.
[4] ZERLA PA, CANELLI A, CERNE L, et al. Evaluating safety, efficacy, and cost-effectiveness of PICC securement by subcutaneously anchored stabilization device. J Vasc Access,

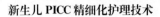

2017，15；18(3)：238 - 242.

［5］HERNÁNDEZ PR，LÓPEZ JL，MARTÍN JG，et al. Care and cost-utility indicators for high-flow PICC catheters：a study. Br J Nurs，2011，9；20(4)：S22 - 27.

第三章

PICC 概述

第一节　PICC 概念与其发展

一、PICC 概念

PICC 指经上肢贵要静脉、肘正中静脉、头静脉、肱静脉、颈外静脉(早产儿可通过下肢大隐静脉、小隐静脉、头部颞静脉、耳后静脉等)穿刺置管,将医用高级硅胶或聚氨酯材料、标有刻度、全程放射显影的中心静脉导管插入静脉,使其尖端位于上腔或下腔静脉,通过放射影像确认导管及其尖端位置。美国静脉输液护理学会(INS)推荐PICC 尖端应位于腔静脉内。

二、中心静脉置管发展史

1773 年,Stephen Hales 首次将玻璃管插入母马颈内静脉进行测压。1905 年,Bleichroder 首先尝试将中心静脉置管术应用于人体。1929 年,Forssman 由肘部血管置入人类第一根中心静脉导管,并阐述了中心静脉置管在急救给药中的意义。1949 年,Duy 经股静脉置入中心静脉导管。1952 年,Aubaniac 首次报道经锁骨下静脉置入中心静脉导管。1956 年,Forssmann、Andre Cournand 及 Dickerson Richards 因静脉导管技术的卓越贡献获得了诺贝尔医学奖。1962 年,Wilson 通过中心静脉导管监测中心静脉压力(central vein pressure,CVP)。1966 年,Hermosura Colleagues 首先报道在人体内经外周静脉置入中心静脉导管。1967 年,肠外营养之父 Stanley Dudrick 博士成功由锁骨下穿刺经上腔静脉输入高浓度的肠外营养液体。20 世纪 80 年代,PICC 的效果和安全性获得一致肯定,至 80 年代中期,PICC 在美国常规用于新生儿监护病房。

三、新生儿 PICC 发展史

1929 年,德国外科医师 Werner Forssmann 在自己的前臂肘窝穿刺,将一根 4.0 Fr 的导尿管放置在靠近心脏的大血管内,该导管通过 X 线辅助定位,证实其尖端位于上腔静脉,标志着人类历史上第一例 PICC 成功置入,PICC 作为高级血管通路,从第一根导管置入人体至今已有 90 多年历史,但当时的导管材质与现在不同。

20 世纪后半叶,人们认识到将药物和液体直接输注到上腔静脉优于外周静脉输注。此时的医疗服务也正在由医院走进社区和家庭,同时要求中长期输液治疗的新生儿也越来越多,临床治疗方案的变化和新生儿的需求,直接推动了中心静脉置管术的发展。

20 世纪 70 年代,Dudrick 建立了 TPN(total parenteral nutrition,TPN)理论。随后,美国 BD 公司生产出了第一根真正的 PICC 导管,用于挽救低体重新生儿的生命。1986 年,美国研发出 PICC 新技术和新材料,中心静脉置管的穿刺途径逐步改为经外周浅表静脉,同期 PICC 技术逐渐应用于化学性药物治疗、刺激性药物输注、静脉营养治疗。

20 世纪 80 年代,发达国家中越来越多的护士开展 PICC 技术,此项操作也被认为是"高级从业",必须接受专业的培训并经考核合格、认证后方可从业。同期,美国已将 PICC 常规用于 NICU 和居家照护中需要中长期输液治疗的新生儿。

1996 年起中国开始使用 PICC 技术。1997 年,中国北京协和医院护理人员首次将 PICC 应用于中国新生儿。目前,我国新生儿 PICC 置管技术开展已有 20 余年。

第二节　PICC 技术进展

一、传统 PICC

传统 PICC 于 1986 年开始应用于临床,通过肉眼观察和手指触觉两者结合,将穿刺针及穿刺鞘刺入血管,再经穿刺鞘将 PICC 导管送入上腔静脉。传统 PICC 使用的穿刺针套直径较粗,对血管条件的要求较高,通常情况下要求穿刺血管暴露清晰、直径粗并且有弹性,穿刺成功率受血管显现及血管直径的影响。

二、赛丁格微创穿刺法

赛丁格(Seldinger)微创穿刺法(又称塞丁格技术),由瑞典放射科医师 Seldinger 于 1953 年发明,该方法奠定了现代血管穿刺的基础,其特点是经皮穿刺并用导丝交换方式置入各种导管。该方法先用穿刺针及穿刺针套刺入血管,沿穿刺套将 U 形导丝管送入血管内,拔出穿刺针套,再将 PICC 导管沿 U 形导丝送入血管内。赛丁格微创穿刺法将直径为 14G 的穿刺针改为较细的 18G 穿刺针,可对血管较细的新生儿采用直视下血管开放穿刺,从而提高一次性穿刺成功率,同时因细针对局部血管的机械损伤小,不易形成血肿,提高穿刺成功率的同时减少术后出血的发生率。

三、超声引导下赛丁格穿刺法

美国华盛顿医学中心于 1997 年最早完成超声引导下 PICC 置管。目前,超声引导下的赛丁格 PICC 置管已成为世界公认的最先进的置管技术,并成为各个医院中专业护士置入导管的"金标准",其安全性、成功率、并发症的发生较传统的 PICC 置管技术更具有优势,已成为发达国家常规操作方法。超声引导下赛丁格穿刺法是传统赛丁格微创穿刺法的改良和升级,该方法将原赛丁格穿刺技术中单一功能的扩张器改变为扩张器与插管鞘组件,以便于从插管鞘送入 PICC 导管。操作时,首先使用超声探测新生儿的上臂血管,通过超声图形获得血流图像、血管走向、直径和管壁厚度,以及血管内膜的光滑程度等信息,通过信息选择血管直、血流丰富、静脉瓣少的穿刺点,避开狭窄和弯曲的区域,精准定位穿刺针位置,提高直视条件不佳的血管穿刺置管成功率,在降低置管并发症和置管静脉的选择范围等方面优于传统 PICC 和赛丁格穿刺法。

第三节　PICC 的特点

一、PICC 特点

（一）导管材质

1. 硅胶材质的导管

质地柔软,有弹性,极佳的生物相容性有效地减少了血管壁摩擦撞击、机械性静脉炎的发生,长期留置有优势。缺点是不能耐受较大的压力。

2. 聚氨酯材质的导管

耐磨、耐高压,生物相容性好,可进行血流动力学监测,多腔导管可满足多通路输液。美国疾病控制与预防中心(centers for disease control,CDC)发布的临床实践指南指出,聚四氟乙烯(特氟龙)、聚氨酯材料的导管较聚氯乙烯、聚乙烯材料导管的感染性并发症少。缺点是长期使用酒精消毒易损害导管。

小贴士

导管材质的好坏可依据导管的结构完整性、抗扭曲性、导管的软硬度、血栓发生率、细菌黏附性、长时间的稳定性、对周围组织细胞的损伤性及理化刺激等各方面来评判。

(二) PICC 置管安全性

PICC 由外周静脉置入,床边执行,无须全身麻醉,操作简单,置入部位没有重要组织与器官。导管柔软不易折断,经妥善维护可留置时间>1 个月,减少对新生儿的频繁刺激和反复穿刺的痛苦。导管尖端位于腔静脉与右心房交界处,导管内不易回血,不易引起导管堵塞,为危重症新生儿提供了理想的静脉通道,常作为极超低出生体重儿的肠外营养静脉通路管理的首选,或脐静脉置管后中心静脉通路的延续性管理策略。

(三) 临床使用安全性

药物经导管进入上腔或下腔静脉,药物及溶液的渗透压被迅速稀释,减少药物对血管组织的刺激,为新生儿提供了一种可输注静脉营养液和血管活性药物的输液通路。

（四）护理可行性

新生儿PICC可用于除去血液制品的所有输液治疗,日常维护简单,导管容易固定,稳定性好,液体流速不受新生儿体位的影响。

（五）护理先进性

PICC具有安全、经济、可靠、操作方便、成功率高的特点,在新生儿床旁操作即可。新生儿疼痛体验频次减少,舒适度好,导管使用寿命长,护士工作效率提高,护士职业暴露减少,体现护理工作先进性,可促进专科护理的发展。

二、PICC与周围静脉留置针比较

（一）周围静脉留置针(PIV)

1. 优点

PIV是由先进的生物材料制成的套管针,常用于临床用药与紧急抢救。导管进入人体血液后,在血液的温度作用下显现导管与血管内壁的亲和性,减少摩擦避免刺激;PIV克服了头皮针小容量、滴速慢、易肿胀的不足,操作简便、风险小、价格低廉,适合在机体任何部位穿刺;留置时间长,保护外周血管,缓解因反复穿刺静脉所致的机体疼痛,减轻护理人员的工作量,成为临床常用的输液方式之一。

2. 不足

因周围血管的血流速度较慢,无足够的血流对药物快速稀释,高刺激性药物可产生对血管持续性的刺激,进而血栓及静脉炎的发生。因此,外周静脉留置针受到药物 pH 值、渗透压以及药物浓度等限制。

(二) PICC

PICC 相比于 PIV 具有更低的穿刺频率和疼痛体验。高渗性刺激药物通过 PICC 注入血液后被快速稀释,减轻了药物对周围血管的损伤;保护外周静脉网,规避外周静脉及局部组织的损伤;规避药物外渗,保障肠外营养及静脉治疗过程顺利完成。新生儿肠外营养管理策略中,接受中心静脉通路的新生儿与外周静脉通路相比,体重增加速率更快、住院时间更短、感染率更低。

(三) 外周中心静脉导管 (PICC) 与中心静脉导管 (CVC) 比较

1. 置管难易程度

PICC:由外周静脉置入中心静脉,其周围无重要组织结构,操作创伤小,流程简单,穿刺危险性小,安全留置易于护理。

CVC:深静脉穿刺,包括锁骨下静脉或股静脉,汇入腔静脉;静脉较深,定位困难,解剖复杂,要求操作者必须掌握解剖知识;邻近重要脏器多,易发生严重并发症,需要在医师的指导下或由医师亲自操作。

2. 拔管后导管内壁光滑度

PICC:置管时间较 CVC 长,PICC 导管内壁光滑。

CVC:锁骨下静脉导管内壁沉积物多。PICC 导管生物相容性佳,在体内保留较长时间后导管内壁无沉积物,微血栓发生概率低于锁骨下静脉置管(表 3-1)。

表 3-1　PICC 与 CVC 比较

导　　管	PICC	CVC
单次置管成功率	高	低
导管阻塞发生率	低	低
置管并发症	无危及生命并发症	血胸、气胸、空气栓塞、误伤动脉
静脉炎发生率	高	低
导管脱出发生率	低	低
留置时间	>1 个月	14 天
导管感染发生率	低	高
置管人员要求	PICC 护士	专科医生

三、PICC 在监护病房的应用

(一) UVC 导管的延续

极低出生体重儿胃肠功能不成熟,易出现喂养不耐受,早期肠内营养供给不能满足生长发育的需要,必须联合肠外营养。脐静脉相对于外周静脉具有管径粗、管壁厚、操作穿刺方便、成功率高、易于维护、减轻患儿痛苦等优点,建议作为极低出生体重儿的首选血管通路。UVC置管 5 天后,随着置管时间的延长,晚发型败血症的发生率随之增高。UVC 的后续静脉通路,常用的是 PICC。PICC 留置>35 天,晚发型败血症风险有所增加。大多数新生儿病房将 UVC 作为首选,5~7 天后更换为

PICC,保证连续性的静脉营养液输入。单独应用 UVC 或 PICC,均需在住院早期或中晚期经外周浅表静脉输液,增加液体渗出风险。新生儿生后即 UVC 置管,后期联合 PICC 应用,被认为具有成本效益。

(二)肠外营养治疗

TPN 为高渗性液体,对血管刺激性大,容易外渗。中心静脉血流量大,可迅速地稀释药物在血液中的渗透压,保护血管内膜的完整性,不易造成液体外渗,避免因输入高渗液体造成局部组织坏死。PICC 可满足患儿长期全胃肠外营养的需求。

(三)危重新生儿抢救

复苏药物迅速进入中心静脉,对于恢复心脏的自主节律,赢得时间至关重要。危重新生儿应用 PICC,优点在于导管尖端在中心静脉,药物起效快,能通过输液泵或加压快速扩充血容量,提供安全有效的静脉治疗通路。

(四)中心静脉压(CVP)监测

血流动力学监测是依据物理学的定律,结合生理和病理生理学概念,对循环系统中血液运动的规律性进行定量、动态、连续测量和分析,了解病情发展,指导临床治疗。新生儿病情危重,需要全面的生命体征监测手段指导临床判断及治疗,中心静脉压监测是其中的一项重要监测项目。新生儿容易出现心功能不全及血容量变化,严重影响抢救成功率和远期生存质量。CVP 监测是一项重要的心功能及循环评估方法,可直接获得右心舒张末期、肺静脉及左心室的压力变化,反映体循环静脉回流和心排血量之间的关系,其与心功能、静脉血容量及张力均有关,对输血、液体复苏治疗有重要指导意义。研究报道,PICC尖端位置处的CVP与深静脉导管的CVP无明显差异。

1. 适应证

各种原因的休克;脱水、失血和血容量不足;心力衰竭、低排综合征;静脉输液、给药和静脉营养。

2. 工作原理

CVP是通过装满液体的管道将血管腔与外部压力换能器相连接而测得。测量方式有密闭式和开放式两种。密闭式:置管成功后,通过压力连接管和三通开关,使导管尾端与液体装置和压力传感器、监护仪相连,压力传感器与右心房处于同一水平,每次测压前应调定零点。开放式:带有刻度的标尺,通过三通开关与导管相连,组成CVP测定的简易装置进行测量。

3. 监测指标判断及临床意义

新生儿CVP正常值为 $5\sim8~cmH_2O$。CVP高,血压低:心功能不全或血容量相对过多,心脏射血能力弱,应控制输液速度;CVP高,血压正常:容量血管过度收缩,心脏射血能力好,应控制输液速度;CVP正常,血压低:心功能不全或血容量不足;CVP低,血压正常:血容量不足代偿期,应迅速补充血容量;CVP低,血压低:血容量不足失代偿期,应迅速补充血容量。

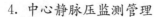

4. 中心静脉压监测管理

各项操作严格遵循无菌操作原则；根据病情定时监测 CVP，异常及时报告医生；每次测压前校零，测压管零点与右心房同一水平；测压前后冲洗导管，保持测压管道的通畅，测压管路不能输入血管活性药物，防止测压时药物输入中断或输入过快引起病情变化；保证测量数值的准确性，新生儿操作时不测量 CVP。

第四节　PICC 护士准入与管理

20 世纪 40 年代，护士被允许进行静脉输液治疗的操作。在此之前，护士只能辅助医生穿刺和输入液体。美国波士顿麻省总医院的 Ada Plumer 护士是第一位被允许负责静脉输液治疗的护士。Ada Plumer 后来成立了第一个静脉输液小组。

现在的静脉输液治疗是技术性和专业性很强的领域，要求具有丰富的临床知识、技术和经验。实施静脉输液治疗的护士必须精通静脉输液技术和临床应用相关知识，如体液和电解质、药物学、感染控制、儿科学、抗肿瘤治疗、输液理论、肠外营养和护理管理。1980 年，美国众议院宣布 1 月 25 日为静脉输液护士日。

随着科学技术和医学的发展，静脉输液作为专业学科得到公众认可，静脉输液治疗护士的角色得以扩

充,出现了静脉输液的专业组织。1972 年,Ada Plumer
和 Marguerite Knight 成立了美国静脉输液护理学会
(AIVN),1973 年更名为全国静脉输液治疗学会(NITA),
1980 年更名为静脉输液护士协会(INS)。INS 静脉治疗
技术操作规范与管理是通过建立标准、实施继续教育、提
高公众意识和开展科研完善静脉输液护理,INS 的最终
目标是在世界范围内使所有需要接受静脉治疗的人在静
脉治疗与费用上得到最有效的保证。

为了提高静脉输液患儿的护理质量,美国的医院成
立了静脉输液治疗小组(IV-Team)。静脉输液治疗小组
由专职的静脉输液注册护士组成,负责外周静脉输液、更
换中心静脉导管敷贴、经中心静脉导管抽取血标本、开放
或停止输液港输液、疏通堵塞的中心静脉导管、留置经外
周置入中心静脉导管或中长导管、拔除非隧道型中心导
管、维护各种输液导管、护理或拔除硬膜外管、经静脉切
开输液,对医护人员、患儿及其家属进行健康教育等工
作。其目的是根据治疗需要,尽早选择最合适的血管通
路器材,降低相关静脉输液并发症的发生,节省总体护理
时间,降低治疗费用。

我国静脉输液专业化起步相对较晚,受美国静脉输
液专业化发展的启迪和影响,1999 年中华护理学会成立
静脉输液专业委员会。2000 年以来,全国各省、市自治
区护理学会相继成立静脉输液专业委员会,积极开展以
静脉输液护理为主题的学术交流活动,不断扩大专业影

响。我国大部分大型综合医院先后成立了静脉治疗小组。2009 年，我国静脉输液专业委员会借鉴 INS 标准，根据我国国情，组织编写了《输液治疗护理实践指南与实施细则》，这是我国首部对静脉输液护理进行统一和规范的书籍。2011 年，卫生部组织全国部分知名护理专家起草了我国第一部静脉输液治疗国家行业标准，以提高我国静脉输液的质量，保证静脉输液治疗的安全，促进静脉输液治疗专业队伍建设和专业化发展。

一、静脉输液治疗专科护士的概念

静脉输液治疗专科护士（简称，静脉治疗护士）指具备药理学、感染防控、血液制品输注、肠外营养、输液质量控制、皮肤伤口护理等相关知识，接受专业理论与实践培训，具备专科护理能力并经考核获得专科资格认证的注册护士。输液治疗专科护士在专科领域具有丰富的工作经验、先进的专业知识、循证思维和熟练的临床技能，实现结局改善。

二、国内外输液治疗专科护士发展现状

（一）美国输液治疗专科护士的发展现状

输液治疗专科护士接受学习与实践能力的认证，拥有输液治疗护理所必需的专业和技能。美国输液治疗专科护士资格认证由静脉输液护士考试学会组织，具备全国认可资格。基本条件：注册护士；通过专业知识理论

考试；考前2年内有≥1 600小时静脉输液护理注册护士经验。再次认证：3年进行1次再达标考核；3年内有≥1 000小时静脉输液治疗护理实践，再达标过程中获取美国静脉输液护理学会主办的继续教育课程40学分。1980年INS制订了《输液治疗护理实践标准》，明确了静疗护士的专业职责范围、教育要求、能力要求、角色描述、护理责任准则、实施细则。多个国家被授权翻译并应用于本国的输液治疗护理工作中。近年来，借鉴美国静脉输液专业化进程经验，我国输液治疗护理正向专业化方向发展。

（二）我国输液治疗专科护士的发展现状

1999年我国成立了中华护理学会静脉输液专业委员会。专业委员会定期举办静脉输液理论与技能学习班，推广静脉输液治疗护理的理论、技术、方法。2000年中华护理学会各地分会成立静脉输液护理专业委员会，开展学术交流与主题讲座。后期大规模的医院成立了静脉输液护理专业委员会或静脉输液治疗小组，设立静脉输液门诊。2005年7月，卫生部《中国护理事业发展规划纲要（2005～2010）》中明确指出，未来5年我国临床专科护理领域逐步建立和完善临床专科护士的培养工作。2009年10月《输液治疗护理实践指南与实施细则》出版，这是我国第一部静脉治疗护理标准和质量管理依据。输液治疗专科护士学员通过2～4周理论学习，6周临床实习，考核合格后获得输液治疗专科护士证书。

三、我国静脉输液治疗专科护士准入标准的探讨

静脉输液治疗专科护士应具备提供高质量静脉输液护理的能力。设定静脉输液治疗专科护士的准入标准，为静疗护士的选择、培训及考核提供理论依据。

（一）资历

专家意见中的"资历"是静疗护士准入重要指标，资历记录护士工作经历，反映个人业务特长和工作能力。标准中将"每年成功进行 PICC 不少于 24 例"置管经历作为静疗护士资历的体现。目前我国 PICC 专科护士准入资格尚没有统一标准，仍以当地医院与学会根据 PICC 开展情况拟定需成功完成的数量，专家意见中的准入标准可提供参考。

（二）理论水平

专家意见将"理论水平"纳入静疗护士准入标准。理论知识包含静疗技术、临床应用、感染控制；静疗护士需具备不同输液治疗方式的操作能力、不同输液工具选择的能力；掌握导管相关性感染预防知识，承担预防和控制感染的角色，防止导管相关性感染发生。

（三）实践能力

护理实践能力是高级实践护士核心能力中最重要的部分，是高级实践护士的首要特点，专家意见中将静疗护士的实践能力作为重点。静疗护士应具备常见输液治疗相关并发症的预防、输液治疗并发症的早期识别、护理干

预实践能力。

（四）综合能力

专科护士的综合能力包括照顾患儿、医护沟通、护理工作协调、监督下级护理工作质量。沟通能力体现团队协作，在综合能力中最为重要。

（五）培训机构

静疗护士准入前应接受专业培训机构的正规培训，专家意见建议"参加培训的机构"应以省级静脉输液委员会或教学医院(三级甲等)作为静疗护士培训机构。

（六）培训时间

静疗护士培训包含理论学习和实践，专家意见中提出理论与实践培训时间比为 1∶1，累计培训 160 小时可作为参考意见。

四、PICC 专科护士的认证与培训内容

为满足基层护理人员对 PICC 培训的需求，由各省、市、县卫生部门委托三级甲等医院进行培训。培训主要有以下 4 种方式：以护理学会为基础的培养模式、以医院为基础的培养模式、以企业为基础的培养模式、医院和企业联合培养模式。根据 2013 年卫生部静脉治疗护理操作技术规范，国内 PICC 专科护士资质要求临床工作 5 年以上的注册护士，且接受过专业、系统培训，考核合格者才能从事 PICC 置管与维护。美国基础培训内容分为 5 个部分：① 普及教育的课程，包括理论知识培训（PICC

相关医学基础、PICC 置管流程、PICC 规范维护、并发症的处理)和技能培训(评估技能、沟通技能、操作技能、宣教技能和管理技能);② 经济效益;③ 质量控制;④ 感染控制;⑤ 人员分配。继续教育培训包括最新的 PICC 器具使用、研究进展、疑难问题探讨与解答。我国基础培训的内容涵盖血管相关解剖及生理基础理论知识、PICC 置管技术、PICC 维护流程、并发症预防及处理等。

五、PICC 专科护士的工作内容

(一) 制订流程与制度

1. PICC 操作流程

置管流程、导管维护流程、冲管流程、原位更换导管流程、并发症处理流程。

2. 规范各项表单

置管知情同意书、PICC 置管记录表、PICC 护理记录单。

3. 制订质量管理制度

实施由护士长、专科护士、临床护士共同参与的三级质量管理,制订质量评价表。

(二) 流程与制度实施评价

根据护理部及科室制订的输液流程,完成对本科室静脉输液治疗护理质量检查,定期完成科内静脉输液专项自查,对检查中存在的问题提出整改措施,对检查中持续存在的问题以 PDCA 形式整改。

（三）静疗知识更新与培训

收集科室新进药物使用说明，了解药物理化性质、配伍禁忌，及时对特殊药物开展培训。针对科室静脉输液存在的问题，如输液反应、静脉炎、外渗及严重渗出等及时制订处理流程，追踪观察处理效果，不良事件环节培训。通过查阅文献、学术交流，了解输液治疗领域的动态，推动静脉输液的新业务、新技术开展。

（四）静脉输液相关数据的收集与整理

建立静脉输液数据收集表，开展静脉输液电子信息化系统应用。基于患儿的基本信息、治疗数据、输液数据、结局指标，形成科室输液工作的评价指标，结合流程评价护理管理工作的有效性、临床护理质量、流程与制度可行性。

（李丽玲）

参考文献

[1] 闻曲,成芳,鲍爱琴.PICC临床应用及安全管理.北京：人民军医出版社,2012：171-175.

[2] 吴丹.静脉治疗技术操作规范与管理.合肥：中国科学技术大学出版社,2015：3-7.

[3] LISOVA K, PAULINOVA V, ZEMANOVA K, et al. Experiences of the first PICC team in the Czech Republic. Br J Nurs, 2015, 24(2)：S4, S6, S10.

[4] PURRAN A, WELLER G, KERR C. Evaluation of a PICC care training programme. Nurs Stand, 2016, 13; 30(20)：45-50.

第四章
静脉输液常用血管与药物基本知识

第一节　血流与血流阻力

一、血流量

　　单位时间内流过血管横截面的血量称为血流量，即血流的容积速度，单位以 mL/min 或 L/min 来表示。血管的血流量取决于血管的直径，当血管的直径增加 1 倍时，血流量增加 16 倍；当血管的直径增加至原来的 4 倍时，血流量是原来的 256 倍。输注刺激性强的药物时，应选择管径大的血管，使药物得到迅速的稀释，减轻药物对血管壁的刺激。减少化学性静脉炎的发生。

二、血流速度

　　血液中的一个质点在血管内移动的线速度，称为血流速度。血液在血管内流动时，其血流速度与血流量成正比,与血管的截面积成正比。离血管壁越远血流速度越快。

三、层流与湍流

血液在血管内流动的方式分为层流和湍流。层流液体中每个质点的流动方向一致,即与血管的长轴平行,但各质点的流速不相同,在血管轴心处流速最快;越靠近管壁,流速越慢。血液由无数层同轴的圆柱面构成,处于同一层的液体所有质点的流速都相同,由轴心向管壁,各层液体的流速依次递减。在血流速度快,血管口径大,血液黏度低的情况下,容易产生湍流。

四、血管阻力

血液在血管内流动时的阻力,称为血流阻力。血流阻力来自血液流动时发生的摩擦。

血流量与血管两端的压力差成正比,与血流阻力成反比。血流阻力与血管的长度和血液的黏度成正比。由于血管的长度很少变化,因此血流阻力主要由口径和血液黏度决定。如果血液黏度不变,则器官的血流量主要取决于该器官的阻力血管的口径。阻力血管口径增大时,血流阻力降低,血流量就增多;反之,当阻力血管口径缩小时,器官血流量就减少。

第二节 药物 pH 与渗透压

一、pH 及其临床意义

pH 即氢离子浓度指数(hydrogen ion concentration)又称酸碱值,是指溶液中氢离子的总数和总物质的量的比,是溶液酸碱程度的衡量标准。氢离子浓度指数使用 pH 指示剂、pH 试纸定性测定;pH 计定量测定。人体在正常的代谢过程中,不断产生酸性物质和碱性物质,或从食物中摄取酸性物质和碱性物质,酸性物质和碱性物质在人体内不断变化。由于人体具有一定的酸碱平衡调节能力,正常情况下体内能保持酸碱平衡,平衡范围为酸碱度(即 pH 值)7.35~7.45,平均为 7.41,呈弱碱性。

新生儿出生后血浆 pH 为 7.11~7.36;出生后 5~10 分钟,血浆 pH 为 7.09~7.30;出生后 30 分钟血浆 pH 为 7.21~7.38;出生后>1 小时血浆 pH 为 7.26~7.49;出生后 1 天血浆 pH 为 7.29~7.45;其后血浆 pH 维持在 7.35~7.45。

二、药物 pH 对静脉的影响

血浆 pH 正常值为 7.35~7.45,静脉输入药物可引起血浆 pH 改变。药物 pH 为 6~8 时对静脉影响较小,超过此范围均可导致血液酸碱平衡失调,进而影响上皮细胞吸收水分,血管通透性增加,局部红肿、血液循环障碍、组织缺血缺氧,干扰细胞内膜的代谢,诱发血小板聚集和血栓性静脉炎的链式反应,增加化学性静脉炎发生率。

pH<7.0 为酸性,pH<4.1 为强酸性,pH>9.0 为强碱性。当药物 pH<4.1,且在无充分的血流稀释下,静脉内膜出现明显组织改变;药物 pH>8.0,内膜变粗糙,血栓形成可能性增大,pH 是药物配伍禁忌的一个主要诱因。

强酸或强碱药物应采用中心静脉输注快速的血流加快药液稀释,缩短药物在血管内的停留时间,减少血管的损伤。

三、溶液渗透压

溶液通过半透膜由低浓度梯度向高浓度梯度溶液扩散的现象称为渗透,阻止渗透所需施加的压力,称为渗透压。渗透压大小取决于溶质粒子的数量,与溶质的分子量、半径等特性无关。溶液中溶质微粒的浓度称为渗透浓度,溶液渗透浓度愈大,渗透压愈大。临床上用渗透浓度直接比较溶液渗透压的大小,即用渗透浓度反映溶液渗透压的状况。

四、血浆渗透压对静脉的影响

血浆渗透压由大分子血浆蛋白组成的胶体渗透压和

由电解质、葡萄糖等小分子物质组成的晶体渗透压两部分构成,正常值为 $280\sim320$ mmol/L,其中血浆晶体渗透压占 99％以上。晶体渗透压是形成血浆渗透压的主要部分,主要由 NaCl 等小分子物质构成。血浆晶体渗透压相对稳定,作用是调节细胞内外水分的交换,维持红细胞的正常形态和功能,维持细胞内外水平衡。胶体渗透压正常值约为 1.5 mmol/L,主要由血浆蛋白构成,其中白蛋白含量多、分子量相对较小。血浆胶体渗透压调节血管内外水分交换,维持血容量,维持血管内外水平衡。

五、药物渗透压对红细胞与静脉内膜的影响

（一）药物渗透压对红细胞的影响

临床将溶液中电解质所具有的渗透压作为溶液的张力。张力大小与渗透压大小对应。等张溶液即等渗溶液;低张溶液即低渗溶液;高张溶液即高渗溶液。等张溶液:能够使悬浮的红细胞保持正常形态和大小的溶液,如0.9％的氯化钠溶液。低张溶液:溶质溶液比红细胞溶质浓度低,水分子从细胞外向细胞内转移,红细胞膨胀甚至破裂,如蒸馏水。高张溶液:溶质溶液比红细胞内溶质浓度高,红细胞皱缩,如 10％葡萄糖液或 50％葡萄糖液。

（二）药物渗透压对静脉内膜的影响

低渗溶液渗透压＜240 mmol/L,使水分子向细胞内

移动,细胞内水分过多,导致细胞破裂、静脉刺激与静脉炎,低渗溶液一般用于稀释或调节高渗药物。等渗溶液渗透压为 240～340 mmol/L,无细胞壁水分子移动。高渗溶液渗透压＞340 mmol/L,水分子从细胞内向细胞外移动,血管内膜脱水,内膜暴露于刺激性溶液,导致静脉炎、静脉痉挛、血栓。高渗溶液用于利尿脱水,可提高血浆渗透压、回收组织液体、消除水肿。

六、渗透压与静脉炎的关系

血液渗透压正常值为 285 mmol/L,渗透压越高,静脉刺激越大:渗透压＜400 mmol/L 属于低度危险;渗透压 400～600 mmol/L 属于中度危险;渗透压＞600 mmol/L 属于高度危险。研究证明,渗透压＞600 mmol/L 的药物可在 24 小时内造成化学性静脉炎(例如 20％甘露醇,渗透压 1 100 mmol/L)。血管管径小,血流速度慢,回流血液不能满足药物稀释要求,药液会逐渐带走细胞内水分,细胞因缺水而降低防御能力,导致静脉炎、渗漏、血栓形成。当输入复方氨基酸注射液、脂肪乳剂、甘露醇等高渗液体时,血浆渗透压升高,致使组织渗透压升高,血管内细胞脱水,局部血小板聚集,前列腺素 E1 和 E2 释放,静脉壁通透性增强,静脉内膜层出现白细胞浸润等炎症改变,组胺释放,静脉收缩变硬。

七、新生儿常用药物的 pH 及渗透压(表 4-1)

新生儿常用药物 pH 及渗透压见表 4-1。

表 4-1　新生儿常用药物 pH 及渗透压

序号	药 物 名 称	pH	渗透压 mmol/L
1	5%葡萄糖	3.2~6.5	250
2	葡萄糖氯化钠注射液	3.5~5.5	/
3	0.9%氯化钠注射液	4.5~7.0	260~320
4	50%葡萄糖	3.2~6.5	2 526
5	10%葡萄糖	3.2~6.5	500
6	10%氯化钾	5.0	2 666
7	5%碳酸氢钠	8.0~9.0	1 190
8	20%甘露醇	5.0~7.0	1 098
9	静脉营养液	5.3~6.3	1 100~1 400
10	右旋糖酐	5.2~6.5	2 000
11	葡萄糖酸钙	4.0~7.5	/
12	复方氨基酸 18AA~Ⅱ	5.6	8.5%：810 11.4%：1 130
13	小儿复方氨基酸 18AA~Ⅰ	5.5~7.0	619
14	丙氨酰谷氨酰胺注射液	5.4~6.0	921
15	中长链脂肪乳 C6~24	6.5~8.8	10%：272 20%：273
16	阿昔洛韦	10.5~11.6	316
17	更昔洛韦	11	320
18	万古霉素	2.5~4.5	/
19	妥布霉素	3.0	/
20	氨苄西林	10.0	328~372

（续表）

序号	药 物 名 称	pH	渗透压 mmol/L
21	苯唑西林	6.0～8.5	398
22	甲氧西林	6.0～8.5	510
23	美罗培南	7.3～8.3	300
24	左氧氟沙星	3.8～5.8	250
25	胺碘酮	2.5～4.0	700～800
26	去甲肾上腺素	2.5～4.5	/
27	多巴胺	2.5～4.5	277
28	多巴酚丁胺	2.5	280
29	硝酸甘油	3.0～6.5	/
30	呋塞米	8.5～9.5	/
31	奥美拉唑	9	/
32	苯妥英钠	12	312
33	吗啡	2.0～6.0	295
34	异烟肼	3.5～5.5	/
35	异丙嗪	4.0	/

吴玉芬,陈利芬.静脉输液并发症预防及处理指引.北京：人民卫生出版社，2016：64-68.

罗艳丽,李俊英,刁永书.静脉输液治疗手册.北京：科学出版社,2012：174-179.

八、血管活性药物对静脉的刺激

血管活性药物通过调节血管舒缩状态改善微循环血流灌注,从而达到抗休克,包括血管收缩药和血管扩张药。血管活性药物可引起静脉炎、静脉外渗、皮下组织坏死。刺激性血管活性药物包括多巴胺、多巴酚丁胺、肾上腺素、去甲肾上腺素、前列地尔、保达新等。

第三节　静脉输液常用血管
解剖及特点

一、静脉血管解剖特点

静脉是运送血液回心血管,小静脉起始于毛细血管网,回心过程中逐渐汇合成小静脉、中静脉、大静脉,最后开口于心房。静脉承受压力小,管壁薄、平滑肌和弹力纤维较少,弹性和收缩性较弱,管腔断面呈扁椭圆形。静脉结构和分布特点如下。

(一) 静脉壁

施加压力可使静脉管腔变窄,影响静脉回流。超声引导静脉穿刺,利用静脉壁受压,血管形状改变的特点来鉴别动脉与静脉,提高深静脉穿刺成功率。静脉血管壁结构见图 4-1。

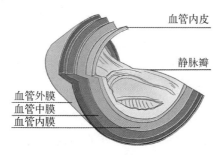

血管内皮

静脉瓣

血管外膜
血管中膜
血管内膜

图 4-1　静脉血管壁结构

（二）血管内膜

血管最内壁，以平坦、光滑、弹性的单层内皮细胞覆盖整个血管全层内壁。内膜通过分泌肝素和前列腺素产生抗凝作用，将血液、静脉药液与血管内壁组织分隔。血管内膜中的内皮细胞损伤是静脉炎与血栓的诱发因素。静脉治疗中血管内膜内皮细胞的损伤与下列因素有关。

1. 机械刺激

静脉穿刺中导管管径相对静脉内腔过粗、迅速插入导管、粗暴送管、同一静脉反复穿刺、置管部位邻近关节屈曲区域没有足够支持、导管固定不良使导管及导管尖端移动、快速输入大量刺激性液体致管腔内液体积聚，长时间刺激血管壁等。

2. 微生物

皮肤准备不充分、敷贴污染、微生物侵入导致血管内膜的炎性反应。

3. 药物

输入强刺激性药物、低渗或高渗液体（渗透压＜240 mmoL/L 或渗透压＞600 mmol/L）、pH 高或低（pH＜5.0 或 pH＞9.0）的药物引起血管内膜损伤。

（三）血管中膜

血管中膜是血管的主要组成部分，由弹性纤维和肌纤维构成结缔组织。平滑肌和收缩性组织相结合，维持静脉张力，随血管压力的增加或降低同步扩张或收缩。

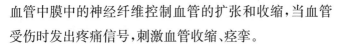

血管中膜中的神经纤维控制血管的扩张和收缩，当血管受伤时发出疼痛信号，刺激血管收缩、痉挛。

（四）血管外膜

血管最外层，富含小血管、传入神经和交感神经，以结缔组织构成保护层，对血管起支撑和保护作用。提供血管自身营养，保持血管舒缩的紧张性。

静脉穿刺成功的相关因素有以下几点。

1. 弹性度

静脉血管的外、中膜硬化，血管弹性度差，静脉穿刺时血管滑动。

2. 脆性度

静脉血管的外、中膜脆性大影响静脉穿刺成功率。

3. 充盈度

静脉血管充盈度与血管中外膜舒张力、血容量、压力有关。

（五）静脉瓣

静脉瓣由覆盖内皮细胞的胶原和弹性蛋白纤维组成。瓣膜呈半月形，从静脉内膜向血管内腔伸展。通常静脉瓣膜成对出现，也有三瓣或其他部位呈小叶状集聚，单瓣静脉中有瓣膜，动脉和头皮静脉中无静脉瓣。静脉瓣有防止血液逆流和保证血液向心流动的作用。下肢静脉受重力影响静脉瓣较多，输液治疗时应尽可能避免下肢静脉输液，静脉穿刺时应尽量避开静脉瓣。

（六）毛细血管

毛细血管是分布在各器官的组织和细胞间的最微细的血管，数量极多，连于动、静脉之间成网状分布，除软骨、角膜、毛发上皮及牙釉质外，遍布全身各处，成人平均直径为 $7\sim9\ \mu m$。其管壁只有一层扁平的内皮细胞，有一定的通透性，加之血液在毛细血管内流动缓慢，有利于血液与组织和细胞之间进行物质交换。血液中的氧及营养物质经此渗入组织间，细胞和组织间的代谢产物由此进入血液。当组织处于静息状态，毛细血管闭锁，组织活动增加时，毛细血管大量开放增加局部血液供应。

（七）深静脉与浅静脉的区分

静脉数目较动脉多，头颈、躯干、四肢静脉有深、浅之分，静脉间吻合较丰富。浅静脉在手和足等部位吻合成静脉网，深静脉在容积脏器如膀胱、子宫和直肠周围形成静脉丛。器官扩张或受压情况下，静脉丛能保证血流通畅。浅静脉之间、深静脉之间、深浅静脉之间存在丰富的交通支，有利于侧支循环的建立。

深静脉位于深筋膜深面与同名动脉伴行，一条动脉有两条静脉与之伴行。浅静脉位于皮下浅筋膜内，又称皮下静脉，浅静脉不与动脉伴行，最后注入深静脉。静脉注射、输液、输血、取血和导管置入多为浅静脉（表 4-2）。

表 4‑2　深静脉与浅静脉的区分

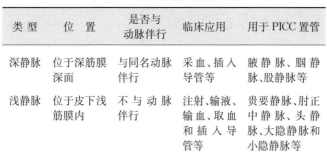

类型	位　置	是否与 动脉伴行	临床应用	用于 PICC 置管
深静脉	位于深筋膜深面	与同名动脉伴行	采血、插入导管等	腋静脉、腘静脉、股静脉等
浅静脉	位于皮下浅筋膜内	不与动脉伴行	注射、输液、输血、取血和插入导管等	贵要静脉、肘正中静脉、头静脉、大隐静脉和小隐静脉等

（八）上腔静脉与下腔静脉的区分

1. 上腔静脉

粗短的静脉干,左右头臂静脉在右侧第 1 肋软骨与胸骨结合处的后方汇合而成,垂直下降,至右侧第 3 胸肋关节下缘处注入右心房。成人上腔静脉长约 7 cm,新生儿上腔静脉长度较短,仅为 1.8±0.3 cm。上腔静脉收纳头颈部、上肢、胸壁和部分胸部脏器的静脉血。上腔静脉及其分支构成上腔静脉系。头颈部、上肢和胸部(除心脏)静脉,属于上腔静脉系,通过上腔静脉注入右心房。上腔静脉于右侧第 1 胸肋关节后方,由左、右头臂静脉汇合而成,自第 1～2 肋间隙的后侧垂直下降,至第 3 前肋内端水平进入右心房上部,全程有凸向右的轻度弯曲。

上腔静脉体表投影:自右侧第 1 胸肋关节的下缘至右侧第 3 胸肋关节的下缘之间,划出约 2 cm 宽的区域,即为粗略显示的上腔静脉体表投影范围,部分被胸骨右缘遮盖。解剖变异有左上腔静脉及双上腔静脉。上腔静脉位于上纵隔右侧,侧位则位于气管前方,垂直向下与右心房相连,两者无明显分界(图4-2)。

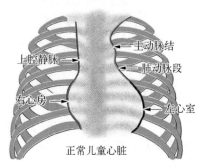

正常儿童心脏

图4-2 上腔静脉图

2. 下腔静脉

体内最大静脉干,下腔静脉系主干,由左右髂总静脉在 L4 或 L5 右前方汇合而成。在腹股沟韧带的深面,股静脉延续为髂外静脉,与同名动脉伴行沿盆侧壁斜向内上,至骶髂关节前方与髂内静脉汇合成髂总静脉。两侧髂总静脉多在 L5 平面,少数在 L4 平面汇合成下腔静脉,沿腹主动脉的右侧,脊柱的右侧方上行,经肝后方,穿〔膈肌〕腔静脉孔入胸腔,较上腔静脉略宽,进入右心房,收集下肢、盆腔和腹部的静脉血。若下腔静脉阻塞,可在腹壁的两侧、脐平面以下见到曲张血管。双下腔静脉较少见,其管径或大小相近,或相差悬殊,置管时应注意。

二、PICC 置管静脉解剖特点

新生儿可用于 PICC 置管的浅静脉包括颞浅静脉、

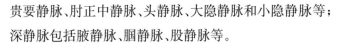

贵要静脉、肘正中静脉、头静脉、大隐静脉和小隐静脉等；深静脉包括腋静脉、腘静脉、股静脉等。

（一）颞浅静脉

颞浅静脉起始于颅顶及颞区软组织,颞筋膜浅面,颧弓根上方汇合成前后两支。前支与眶上静脉相交通,后支与枕静脉、耳后静脉吻合,有交通支与颅顶导静脉相连。前后支柱颧弓根处汇合成颞浅静脉,下行至腮腺内注入面后静脉,与面静脉汇合后往下进入颈内静脉,经头臂静脉进入上腔静脉,或经下颌后静脉进入颈外静脉与锁骨下静脉汇合。优点:血管被头皮纤维固定,不易滑动,暴露充分、直观,易于穿刺成功。

（二）头皮正中静脉

在起于颅冠缝静脉网,汇成正中静脉后沿额骨表面近中线处垂直下降,至眉内端续为内眦静脉,粗短直,易固定,暴露明显。

（三）耳后静脉

位于耳郭后方,向前与下颌后静脉后支吻合,与乳突血管相连,较为固定,显露清楚。

（四）贵要静脉

贵要静脉为 PICC 置管穿刺首选静脉。血管粗直、静脉瓣少,起于手背静脉网的尺侧,沿前臂尺侧上行,至肘部转至前臂曲侧,在肘窝处接受肘正中静脉,注入腋静脉,经腋静脉、锁骨下静脉、无名静脉汇入上腔静脉,手臂与躯干垂直时为到达上腔静脉最短和最直接途径。右上肢到达上腔静脉的距离较左上肢短,通过适当的体位,可预防颈内静脉异位。前臂尺侧,触摸尺骨头背侧处有弹性感或沟痕感处,即可找到贵要静脉。自左贵要静脉置管,以下位置导管不易通过:① 腋静脉与锁骨下静脉交界区,此处静脉侧支较多;② 左锁骨下静脉与左头臂静脉交界处,导管容易异位至左颈内静脉;③ 左头臂静脉与上腔静脉汇合处,导管通过的难易取决于两条静脉相交的角度;④ 腔静脉中部第 4 胸椎平面处,导管易进入奇静脉。

小贴士

超声引导下 PICC 应首选贵要静脉,贵要静脉位于肘前,操作范围较大,适合超声人员实时监测。

(五) 头静脉

起自手背静脉网桡侧,沿前臂下部桡侧、前臂上部和肘前及肱二头肌外侧沟上行,肘窝处通过肘正中静脉与贵要静脉交通,穿深筋膜注入腋静脉或锁骨下静脉。头静脉臂部上升段存在狭窄,锁骨下呈 90°角进入腋静脉,与腋静脉汇合处有瓣膜,易发生导管送入困难,机械性静脉炎发生率较高。头静脉在肘关节下粗大,近肩关节处变细,导管易发生异位,进入颈静脉、胸部静脉或返回臂部。

(六) 肘正中静脉

肘正中静脉为头静脉和贵要静脉的吻合支,是肘部最粗、最突出的血管,在肘窝的稍下方自头静脉分出,斜向内上方与贵要静脉相连。肘正中静脉,可将头静脉的全部或大部分血引流到贵要静脉,致使头静脉的上段消失或很小。肘正中静脉多为 1 支,也可能出现 2 支或缺如。临床常于此处穿刺抽血,但由于其变异较多,不同人之间解剖差异大,不作为放置导管的首选血管。

（七）腋静脉

上肢深静脉,腋动脉内侧,由贵要静脉或肱静脉延续而成,粗大易于固定,穿刺操作难度高,易损伤邻近动脉和神经。腋静脉分支成对,如胸肩峰静脉、胸外侧静脉、肩胛下静脉及旋肱静脉,胸外侧静脉较同名动脉为粗,收集范围广。腋静脉可因腋窝处淋巴结肿大而受压迫,阻碍其回流,造成上肢水肿,影响置管侧肢体观察。

（八）大隐静脉

全身最长、下肢管径最粗、管壁最厚的浅静脉,始于足背静脉弓内侧端,向上恒定经内踝前方,沿小腿内侧缘伴隐神经、膝关节内后方、大腿内侧面上行,至耻骨结节外下方 3～4 cm 处,穿阔筋膜的隐静脉裂孔注入股静脉,静脉瓣较少,故送管容易,不易发生导管异位。右下肢大隐静脉粗直。大隐静脉主要收集足、小腿和大腿的内侧部以及大腿前部浅层结构的静脉血。大隐静脉在内踝前方的位置表浅而恒定,是输液和注射的常用部位。

（九）小隐静脉

起始于足背静脉弓的外侧端,足部有多个静脉分支,各分支直接或汇聚后至小隐静脉主干,与足背静脉弓外侧端或外踝前静脉合并后经外踝后方上行,注入腘静脉。蒂部小隐静脉有多个静脉瓣。小隐静脉收集足外侧部和小腿后部前层结构的静脉血,容易发生送管困难与导管异位。

（十）腘静脉

与腘动脉伴行,由胫前、后静脉在腘窝下角处汇成后注入小隐静脉,静脉移行为股静脉后沿股动脉走行,腹股沟韧带水平移行为髂外静脉,异位率低于小隐静脉。小儿腘静脉一般为 1 支,在腘窝上段位于动脉浅部和胫神经的内侧,腘窝中段渐移行于动脉和股神经之间,三者呈深浅关系,位置恒定,走形有规律,变异较少,体表定位较为准确,不会损伤邻近重要结构,穿刺成功率高。新生儿如无法经肘部静脉置管,下肢腘静脉和大、小隐静脉可作为 PICC 首选置管途径。下肢较上肢相比,具有直径较粗、穿刺成功率高、异位发生率低等优点。文献报道右下肢 PICC 尖端位置准确性优于上肢,新生儿 PICC 置管首选右下肢。

（十一）股静脉

位于股三角处,腹股沟韧带下方,股动脉内侧,腘静脉穿收肌腱裂孔移行为股静脉,紧贴股动脉内侧上行,于腹股沟韧带深面延至髂外静脉。股静脉体表位置：股三角内血管、神经排列关系由外向内分别是股神经、股动脉和股静脉。股静脉穿刺点在髂前上棘与耻骨结节连线的中、内 1/3 段交界点下方 2～3 cm 处,股动脉搏动处内侧 0.5～1.0 cm。导管置入位置深,肉眼无法直视,容易被大小便污染,容易导管相关性血流感染,不作为新生儿 PICC 置管首选。

(十二) 肘部静脉解剖位置及优缺点比较(表 4 - 3)

表 4 - 3　肘部静脉解剖位置及优缺点比较

静脉名称	解剖位置	优　　点	缺　　点
贵要静脉	源于上臂尺骨侧,行于肱头肌腱内侧,汇于肱静脉或直接续于腋静脉	血管内径粗路径直导管容易通过腋静脉、锁骨下静脉、头臂静脉顺利到达上腔静脉	较深 肘关节上靠近臂内侧皮神经和尺神经处,穿刺时可能损伤神经
头静脉	较贵要静脉细,暴露比贵要静脉好。行于肱二头肌腱外侧,经三角肌与胸大肌间沟穿胸锁筋膜注入腋静脉或锁骨下静脉 肩部上端静脉瓣多,比较狭窄	浅表 肘窝处易穿刺	由于静脉瓣造成的狭窄和与腋静脉形成的锐角,容易出现送管困难。导管异位概率大,易进入胸部静脉或返回臂部
肘正中静脉	从头静脉斜向上内,连于贵要静脉。吻合呈"Y"形,分别汇入头静脉和贵要静脉	暴露较好,直视可见	外侧靠近桡神经,内侧靠近正中神经和尺神经、前臂内侧皮神经,穿刺时易损伤神经

(张先红　李　杨　李丽玲)

参考文献

［1］吴玉芬,陈利芬.静脉输液并发症预防及处理指引.北京：人民卫生出版社,2016.

［2］罗艳丽,李俊英,刁永书.静脉输液治疗手册.北京：科学出版社,2012.

［3］WALKER G., TODD A. Nurse-led PICC insertion：is it cost effective?. Br J Nurs, 2013, 22(19)：S9 - 15.

［4］WRIGHTSON DD. Peripherally inserted central catheter complications in neonates with upper versus lower extremity insertion sites. Advances in Neonatal Care, 2013, 13(3)：198 - 204.

［5］O'GRADY NP, ALEXANDER M, BURNS LA, et al. Guidelines for the prevention of intravascular catheter-related infections. Am J Infect Control, 2011, 39(4 Suppl 1)：S1 - S34.

［6］DONES I, MESSINA G, NAZZI V, et al. A modified visual analogue scale for the assessment of chronic pain. Neurological Sciences, 2011, 32(4)：731 - 733.

［7］LI Z, CHEN L. Comparison of ultrasound — guided modified Seldinger technique versus blind puncture for peripherally inserted central catheter：a meta～analysis of randomized controlled trials. Critical care, 2015, 19(1)：64 - 65.

［8］PITTIRUTI M, La GRECA A, SCOPPETTUOLO G. The electrocardiographic method for positioning the tip of central venous catheters. J Vasc Access, 2011, 12(4)：280 - 291.

［9］JANET PETTIT. Technological Advances for PICC Placement and Management. Advances in Neonatal Care, 2007, 7(3)：122 - 131.

［10］KALSO E. A short history of central venous catheterization. Acta Anaesthesiol Scand Suppl, 1985, 81：7 - 10.

［11］WERNER FORSSMANN. Die Sondierung des Rechten Herzens. Klinsche Wochenschrift, 1929, 11：2087 - 2089.

[12] WESTERGARRD B, CLASSEN V, WALTHER-LARSEN S. Peripherally inserted central catheters in infants and children-indications, techniques, complications and clinical recommendations. Acta Anaesthesiol Scand, 2013, 57（3）: 278 - 287.

[13] ALEXANDER M, GORSKI L, CORRIGAN A, et al. Core Curriculum for Infusion Nursing: An Official Publication of the Infusion Nurses Society. Wolters Kluwer/Lippincott Williams & Wilkins; 2014.

[14] LISA GORSKI, LYNN HADAWAY, MARY E, et al. Infusion Therapy Standards of Practice. Infusion Nurses Society（INS）. 2016.

第五章

可视化 PICC 置管及技术

PICC 导管留置前,必须进行全面系统评估,为新生儿建立个体化的静脉输液计划,为后续穿刺、置管、维护打好基础。PICC 置管的第一步是置管前进行科学、全面评估与准备。

第一节　PICC 置管前评估

一、PICC 适应证和禁忌证(表 5－1)

表 5－1　PICC 适应证和禁忌证

PICC 适应证	PICC 禁忌证
1. 出生体重＜1 500 g 的早产儿 2. 需要长期接受胃肠外营养 3. 无法建立或维持外周静脉通路 4. 输注高渗性或刺激性药物 5. 需长期建立静脉通路	1. 活动性血流感染 2. 穿刺部位有感染或破损 3. 血小板减少或出凝血时间异常 4. 靶静脉血栓 5. 骨折 6. 家属不同意置管

二、穿刺前新生儿评估

（1）评估一般情况，孕周、体重、日龄、疾病诊断、先天性心脏病史、置管史。

（2）评估置管目的、治疗方案、药物理化性质。

（3）评估肢体活动度，有无制动肢体，例如锁骨骨折及臂丛神经损伤。

（4）评估皮肤完整性、清洁度、静脉可视性、弹性、穿刺难易度。

（5）评估血常规、血培养、血生化、血小板计数、出凝血时间。

小贴士

新生儿 PLT＞100×10^9/L、APTT 正常，无血流感染方可行 PICC 穿刺。

三、PICC 置管部位评估

穿刺静脉与穿刺部位的选择是影响 PICC 置管成功的关键环节。PICC 置管静脉评估：

（1）血管柔软、粗直、有弹性。

（2）血管充盈、易触及、易固定。

（3）静脉瓣少或无、走行好。

（4）局部皮肤完整、无感染。

（5）无血管外伤史、血管外科手术史、静脉血栓史。

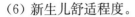

（6）新生儿舒适程度。

小贴士

新生儿PICC置管首选贵要静脉；其次选择正中静脉以及头静脉。无法经肘部静脉置管的新生儿，可经腋下静脉、股静脉、大隐静脉、腘静脉作为PICC置管途径。

四、PICC导管型号评估

PICC导管型号选择原则：满足治疗需要下尽可能选择较小型号、最少腔的PICC导管。建议导管/静脉直径的比率等于或小于45％，较细的导管对周围血流动力学变化影响小，导管可在血管内自由漂浮；导管直径越大，血流速度越慢，血栓发生率随导管/静脉直径比率增大而增高。

五、PICC置管长度评估

PICC并发症的发生率与尖端位置相关，PICC置管长度的准确性与导管尖端中心位及降低PICC并发症相关。

（1）上肢置管：首选贵要静脉，其次肘正中静脉与头静脉。测量时新生儿取平卧位，将穿刺侧上肢外展与躯干呈90°，测量预穿刺点沿静脉走向至胸锁关节水平的距离。

（2）头皮静脉：首选右侧颞浅静脉，将新生儿头偏向左侧，从穿刺点沿颞浅静脉经耳到颈外静脉，转向右侧胸锁关节至第 2 肋间。

（3）下肢静脉：新生儿仰卧,穿刺肢体外展 15°～30°,预穿刺点沿静脉走向经腹股沟至脐部至剑突,腹部膨隆新生儿需水平测量,即直尺测量两点间的直线距离,避免腹部膨隆引起导管尖端过深。

第二节　可视化 PICC 置管操作流程

实施正确的置管流程,合适的置管策略在减少机械损伤、感染和血栓并发症的风险中至关重要。

一、置管操作流程

(一) 核查

专科护士确认新生儿身份,评估既往史、现病史、PICC 穿刺史、目前治疗、血管情况、危险因素等。了解新生儿有无置管禁忌证,评估静脉走向及弹性,并备有第二选择的静脉血管。如果找不到合适的静脉行 PICC 置管,考虑其他血管通路装置。

(二) 宣教

向新生儿家属详细介绍 PICC 置管的目的、优点、操作方法及可能出现的并发症,征得家属同意,并签署《PICC 置管知情同意书》。护士置管前必须确保已经取得知情同意。

（三）医生开具 PICC 置管医嘱

（四）评估

操作者再次评估新生儿的血管条件、凝血功能、血常规、血培养结果、穿刺部位皮肤情况。所选静脉的直径必须足够大，能够适应 PICC 导管和导丝。避免使用已被穿刺破坏和硬化的血管，以免增加并发症风险。

（五）导管留置长度的测量

上身置管测量从穿刺部位开始，沿导管预通过的静脉经胸骨右侧边缘，至第 3 肋间隙。通过手臂静脉插入，将上肢向外展约 90°。下肢置管测量，从穿刺部位开始经脐的右侧至剑突。为确保导管尖端放置在正确的位置，正确测量置管长度减少并发症发生。

（六）环境准备

置管操作间整洁明亮，置管期间挂牌告知，房间内减少人员走动。

（七）用物准备

1. 治疗车

安尔碘、酒精棉片、250 mL 生理盐水、20 mL 注射器 2 个、无粉无菌手套 3 副、无菌手术衣 2 件、HP 无菌透明敷贴 1 张、带延长管无针输液接头 1 个、胶布、剪刀、弹力绷带、3M 免缝胶带。PICC 套件：无菌止血带 1 根、穿刺针鞘、PICC 导管、无菌导管切割器、无菌测量尺、导管批号标识。

2. PICC 穿刺包

无菌弯盘 1 个、无菌治疗巾 8 块、无菌镊 1 把、无菌剪刀 1 把、无菌纱布 10 块、无菌药杯 1 个、无菌长棉签数包。

小贴士

在满足输液流速情况下,尽量选择最小直径型号的导管,降低静脉炎或血栓形成的风险。

（八）患儿准备

安抚新生儿并固定体位：操作前更换尿布,摆放新生儿体位,暴露穿刺部位。

（九）疼痛管理

PICC 置管会引起疼痛,新生儿会产生躁动。操作过程中的躁动会导致置管失败或是引起导管损坏。操作前给予安抚奶嘴或包裹,或根据疼痛评分给予糖水滴注或通知医师给予镇静或镇痛药物处理。镇痛镇静时,需监测有无呼吸抑制或其他症状。

（十）无菌操作区域准备

（1）使用消毒纸巾擦拭消毒 PICC 操作车。

（2）流动水洗手,皂液涂抹手臂至少 15 秒;佩戴一次性帽子与外科口罩,穿刺者穿隔离衣,同时戴上两副无粉无菌手套。

（3）辅助者检查所有无菌用物质量、有效期,在治疗车上打开 PICC 穿刺包外包装。

（4）穿刺者整理摆放 PICC 穿刺包内物品。

（5）辅助者将安尔碘倒入无菌药杯内,穿刺者消毒生理盐水瓶口 2 遍并待干。

　　（6）辅助者准备无菌物品，20 mL 螺旋形注射器 1 支、带置管鞘的穿刺针、PICC 导管、导管切割器、HP 无菌透明敷贴 1 张、3M 免缝胶带、无针输液接头。

　　（7）无菌操作抽吸生理盐水 60 mL，操作者预冲 PICC 导管和无针输液接头，冲洗过程中观察导管完整性，是否通畅，接口处有无漏液。

小贴士

　　置管前预冲并浸润导管检查导管的完整性（三项瓣膜式导管应检查瓣膜的灵活性），便于撤出导丝及送管，减少机械性静脉炎的发生。

　　（8）建议使用制造商提供的专用导管切割器或无菌剪刀，预先剪下 10 cm 作为穿刺鞘测试管，后期导管二次修剪，导管尖端修剪成平角。导管中的导丝撤回到导管尖端内 0.5～1.0 cm 处，并确保其仍在导管内。导丝不能被修剪，也不能超过导管尖端。

小贴士

　　修剪导管利于计算留在体外的导管长度，减少导管内液体的流动阻力，减少体外导管损坏的可能性。

　　（9）修剪后的导管浸没于生理盐水中。

　　（10）辅助者抬高新生儿穿刺肢体前端，穿刺者使用已浸润的安尔碘纱布将新生儿穿刺侧肢体手掌或脚掌完全包裹，将长棉签蘸取安尔碘，以穿刺点为圆心顺时针和逆时针向外消毒各 30 秒，范围为穿刺点周围 10 cm 处。

消毒次数至少 3 遍。辅助者再次流动水洗手,穿隔离衣戴手套。

(11)穿刺者将新生儿穿刺侧肢体上抬 90°,辅助者负责在穿刺部位上下左右覆盖无菌巾,无菌区域最大化。穿刺者消毒安尔碘纱布包裹住的皮肤,在新生儿肢体下侧垫无菌巾,置管肢体置于无菌巾上待干,暴露穿刺部位,消毒者脱去一副手套。

小贴士

安尔碘消毒后待干 2 分钟,使用酒精棉片或生理盐水将其从皮肤中擦除,减少消毒剂的吸收,避免甲状腺功能障碍和高尿碘水平。

(十一)穿刺与置管

(1)安尔碘消毒待干,选择静脉,确定穿刺点,辅助者系止血带。

(2)经臂置管:将上肢向外展约 90°,使静脉走行更直,利于导管从腋静脉推进至锁骨下静脉。头侧向穿刺侧手臂,可使颈静脉和锁骨下静脉的夹角变小,导管不易误入颈静脉。经腋静脉置管:将上肢外展 100°～130°或将手置于头上,将平行动脉方向的下方作为穿刺点。经股静脉置管:将双腿摆成"蛙腿"姿势,在腹股沟韧带下 1 cm 处的股动脉搏动点内侧 5 mm 处以 30°角度穿刺进针。

(3)触摸预穿刺部位的血管,进针角度应考虑新生儿体重及皮下脂肪厚度。

（4）从头皮静脉或腋静脉穿刺置管时，用手指按压穿刺部位的远端。一手固定皮肤，另一手持针穿刺，穿刺针斜面向上。

（5）见回血，降低进针角度，将穿刺针与血管平行，以免刺穿静脉后壁，推入少许置管鞘（0.5～1 cm），将无菌测试管作为导引丝送入血管后将导入鞘向前推进送入静脉，松止血带。

（6）辅助者根据穿刺的部位使用无菌尺测量实际穿刺点与目标穿刺点的距离，再增减穿刺前测量长度，在最终长度上增加 2～3 cm，便于导管外圆盘的摆放与固定。

（7）一手拇指固定置管鞘，左手示指和中指轻压置管鞘前端血管，以免血液流出，垫无菌纱布于置管鞘下方，从鞘管中抽出测试管。

（8）无齿镊轻夹导管，缓慢匀速地将 PICC 导管送入静脉，送管动作轻柔，每秒 0.5～1 cm。若遇阻力或回弹，回撤导管，边推生理盐水边送入，切忌暴力，防止血管痉挛和静脉炎发生，减少导管对血管的损伤。

（9）经上肢静脉送管，当导管尖端到达肩部，辅助者需将新生儿头转向穿刺侧并低头，下颌紧贴肩部（避免导管误送入颈静脉），送入导管至所需刻度；经下肢静脉穿刺，新生儿无须改变体位，直接送入所需长度。当导管送至预先测量长度时，指压置管鞘上端静脉固定导管，从静脉内退出置管鞘，撕裂置管鞘，调整导管位置。抽回血，脉冲式冲管。一手固定导管，如使用导引钢丝则一手移去导引钢丝,动作轻柔,缓慢地撤出,禁忌边撤出导丝边将导丝缠绕手上,避免导丝划伤导管壁。

小贴士

导管送入后,导丝不能顺利撤出原因:导丝与导管粘连,不易撤出;导管打折;导丝不光滑;置管前未预冲导管等。

(10)生理盐水注射器抽吸回血至 PICC 接头处,确定通畅后推注生理盐水冲洗。

小贴士

PICC 置管时回抽不畅,考虑 PICC 导管开口紧贴血管壁,应调整导管位置,快速推注生理盐水,利用水冲击力使管口与血管壁分离,保持导管通畅。

(11)连接无针输液接头,生理盐水维持通路。导管送入测量长度后,干棉签压迫穿刺点止血,生理盐水纱布清洁穿刺点周围皮肤,擦净血迹。

(十二)固定导管

(1)核查导管外露刻度,确保内管长度与测量长度一致,用 3M 免缝胶布固定导管圆盘。

小贴士

使用含强力黏合剂的胶带固定装置存在表皮被剥离风险,移除时的剪切力会导致早产儿皮肤蛋白结构缺失,疼痛和感染风险增加。建议临床确保有效黏合的同时使用最低强度的黏合剂。

（2）穿刺点上方放置 1 cm×2 cm 小纱包吸收渗血，使用无菌皮肤保护膜涂抹皮肤，在皮肤与敷贴之间形成保护层，避免敷贴撕除时破坏表皮角质层。

（3）导管固定后，敷贴固定前，拉伸肢体观察肢体运动时有无导管折叠。

（4）以穿刺点为中心，无菌透明的敷贴覆盖整个区域，确保圆盘在敷贴内。

（5）导管穿刺点位于手臂或腿部，敷贴不能缠绕整个肢体。

（6）敷贴外导管双道固定，避免牵拉后导管滑出。

（7）纱布折叠后叠于穿刺点敷贴上方，使用弹力绷带缠绕肢体，加压包扎 10～15 分钟，评估出血情况，止血后撤去。

小贴士

PICC 穿刺鞘粗、穿刺血管损伤、患儿凝血功能欠佳、穿刺后局部按压不当是造成 PICC 置管后 24 小时内穿刺点出血的主要原因。置管后持续有效的按压是有效的止血方法。自黏弹力绷带质软、透气，具有无黏性自我粘连，加压包扎的力量可以调节，压迫止血效果好。解除压迫后去除纱布，保留弹力绷带于敷贴外可减少 PICC 敷贴卷边。

（十三）PICC 置管后

（1）处理用物，整理床单位，脱手套洗手。

（2）医生开具 X 线胸片申请单。

（3）PICC 穿刺后记录：置入导管的型号、规格、批号、内外管长度；穿刺部位与静脉、导管测量方法与臂围、穿刺点有无渗血；穿刺过程描述；X 线胸片导管位置。

（4）拍片确定导管位置：导管尖端的理想位置是导管平行上腔静脉或下腔静脉中心静脉系统的腔静脉，尖端位于右心房交界处。

（十四）健康教育

（1）与责任护士交班，内容包括置管部位、外露导管长度、穿刺点渗血、导管尖端定位、压迫止血时间。

（2）医护交班，包括置管过程、生命体征、出血情况，必要时监测血红蛋白，防止失血性贫血。

（3）PICC 置管处禁止测量血压、穿刺、采血。

小贴士

注射器越小，产生的压力越大。10 mL 以下注射器冲洗导管，可产生大于导管承受力的压强，容易导致导管破损。建议使用 10 mL 以上的注射器用于冲、封管，不同型号注射器的压强（表 5-2）。

表 5-2 不同型号注射器的压强

注射器型号（mL）	注射器压强（kPa）
1	1 034～1 241
3	827
5	620
10	413

二、置管注意事项

（1）PICC 操作者须经过专业培训，熟练掌握静脉穿刺且具备中心静脉输液知识，具有 PICC 理论知识与实践技巧。

（2）PICC 置管辅助人员应经专业培训，掌握 PICC 理论、血管解剖等基础知识，熟悉 PICC 穿刺技术操作流程及配合要点。

（3）置管过程严格遵循无菌操作原则。

（4）置管前充分评估选择合适的血管。

（5）准确测量置管长度，双人核对，提高导管尖端中心位成功率。

（6）置管前使用生理盐水润滑导管的内外壁，有利于撤出导丝及送管。

（7）导管冲洗时发现有任何机械损伤或渗漏停止使用。

（8）穿刺针等锐器与导管分开放置，修剪前端开口式 PICC 时不能剪到导丝。

（9）PICC 置管佩戴无粉手套或冲净无菌手套上的滑石粉，防止化学性静脉炎的发生。

（10）穿刺时经皮下进针不宜直刺血管，短距离潜行后再入血管，有效防止穿刺点出血并降低穿刺点感染发生。

（11）先松解止血带后退出针芯，轻压置管鞘尖端，准确按压减少出血。

（12）送管时使用无齿镊轻轻夹持，以免损坏导管。

（13）递送管道动作轻柔、缓慢，少量送入，忌强行送管；遇有阻力暂缓送入，调整体位或导管角度后再轻轻送入，送管过程中严密观察新生儿，有无血氧波动、心律失常、面色、呼吸改变。

（14）送管遇到阻力时，可在送管时推注生理盐水冲洗。冲洗有利于导管越过梗阻部位或越过静脉瓣。含导丝的导管因能到达血管的液体流量太小，因此，冲洗无效。

（15）勿用暴力抽取导丝，以免损坏导管及导丝完整性。

（16）建议使用配套切割器修剪导管，避免因尖端毛糙发生导管送入困难、损伤血管内壁。

三、输液接头的选择

（一）无针密闭式输液接头

优点：① 降低感染率，保障治疗安全；② 避免针刺伤，防止血源性疾病感染；③ 高流速，满足临床的需求，如急救、麻醉、手术室等；④ 方便连接，符合 ISO 标准的鲁尔式或直插式输液工具。

（二）正压接头

正压接头有 2 种：一种是蓝色 T 形的可来福正压接头，第二种是白色直形的无针正压接头。正压接头利用正压设计，当输液管和注射器乳头与接头有螺纹口一端分离时,可产生瞬间正压,把连接管内的液体向前推进,避免血液回流,有效降低 PICC 堵塞和血栓性静脉炎的发生,延长 PICC 使用时间。输液结束后无须肝素封管,直接将输液器与有螺纹口端分离即可。操作简单,避免针头反复穿刺,防止针刺伤,提高工作安全保障。

（三）肝素帽

主要用于静脉置管间断性给药。肝素帽本身不含肝素,作用是封闭各种静脉留置导管的接口,通过肝素帽的胶塞,注射稀释的肝素液,保持静脉管路的通畅,给患儿和医护人员带来方便。肝素帽的橡胶十分致密,即使穿刺 100 次左右,液体和血液也不会漏出。肝素帽的缺点是使用针头连接,容易造成针刺伤,引起血源性感染。针头反复穿刺胶塞,橡胶微粒进入血液循环,造成感染、静脉炎和血栓的发生。因此不推荐使用。

（四）无针输液接头和正压输液接头的区别

无针输液接头结构简单,外观直观清晰。缺点是无正压设计,对封管手法要求更高。正压输液接头为机械阀无针接头,机械阀结构容易导致血液及药液残留于接头的死腔处,成为细菌的培养基。

第三节　改良式 Seldinger 技术

早期评估有助于为新生儿选择最合适的静脉血管通

路装置,但实践中 **PICC** 放置所需的外周大静脉可能已被用于外周静脉置管或静脉穿刺,或由于之前治疗而导致瘢痕、硬化、血栓形成,无法用于留置 PICC。新生儿的周围静脉穿刺经历,使得传统的 PICC 置管复杂。外周中小静脉管径不能放入置管鞘,粗大的静脉通常位于软组织深处,视诊与触诊困难,需要借助仪器设备,如透视、红外光或超声引导进行血管评估,如静脉大小和深度、血管方向以及与动脉的接近程度,以确定适合 PICC 插入的静脉。原仅用于儿科和成人患儿的技术,现可用于新生儿,提升 PICC 团队的实践能力。改良的 Seldinger(modified seldinger technique, MST)技术允许通过较小的外周静脉插入 PICC,同时减少静脉创伤,提高放置成功率。

一、改良塞丁格置管技术

塞丁格(Seldinger)技术始创于 1953 年,是血管造影和介入治疗的穿刺方法。其穿刺方法为用带针芯的穿刺针经皮穿刺进入血管,退出针芯,缓慢向外拔针,见回血后引入导丝,退出针套,通过导丝引入导管。该方法简便安全,奠定了现代血管穿刺的基础。改良塞丁格技术,是 1974 年 Driscoll 提出的。改良塞丁格技术是将小号套管针进行静脉穿刺,退出针芯,通过套管送入导丝,保留导丝并将套管撤出,将可撕裂带扩张器的置管鞘沿导丝送入,拔出导丝及扩张器,通过置管鞘置入 PICC。盲穿法—改良塞丁格技术置管是指在肉眼观察或手指触摸下

（不借助任何仪器）用改良塞丁格技术穿刺血管置入 PICC 的方法。

（一）改良式 Seldinger 技术优点与缺点（表 5-3）

表 5-3 改良式 Seldinger 技术优缺点

优 点	缺 点
对 PIV 导管静脉穿刺技术熟悉	需要更高的技能水平和额外的培训
允许进入较小或难以进入的静脉	步骤更多
更小的静脉创伤	增加额外的耗材设备
降低对周围结构的伤害风险,如动脉与神经	需要更多的时间来完成
PICC 置管成功率提高	插入部位出血的增加来自导丝对血管的损伤

（二）MST 的适应证

皮下脂肪少、表浅静脉。静脉口径适合放置 24G 留置针或 1.9FrPICC 导管,但不能容纳 19G 或 20G 导管鞘。

（三）MST 置入静脉

适合传统 PICC 置管的贵要静脉、头静脉、大隐静脉、颞静脉和股静脉等。

（四）物品准备

导丝扩皮刀;留置直针;可撕裂型置管鞘。

（五）其余同可视化 PICC 置管操作流程

（六）新生儿准备

PICC 置管体位操作前,确保新生儿置管过程舒适与安静,促进 PICC 成功置入。使用非药理学镇痛安抚策略,如使用安抚奶嘴和浓缩蔗糖溶液。药物制剂,如芬太尼。

(七) MST 穿刺置管操作关键点

(1) 穿刺肢体皮肤消毒,建立最大无菌区域。

(2) 使用 24G 留置针静脉穿刺,见血液回流畅,降低进针角度,推送置管鞘,确保置管鞘进入血管。

(3) 松止血带,左手固定置管鞘,示指和中指轻压置管鞘前端的静脉、右手撤出针芯。

(4) 垫无菌纱布于置管鞘下方,导丝软头轻轻插入 PIV 导管 3~5 cm,退出置管鞘。如果穿刺部位为上肢,导丝的尖端不超过新生儿肩部。根据导丝穿过静脉顺畅度评估血管是否通畅,避免强力推进导丝,以免损伤静脉内膜,引起静脉炎和血栓。

(5) 必要时沿导丝钝性扩皮 1~2 mm,以确保较粗的 PICC 导入鞘进入。扩皮方法:将一侧小镊子插入皮肤入口,轻轻打开孔;将 20G 的留置针插入穿刺部位左右移动,可能需要进行皮肤切开术(用直针或手术刀在皮肤上划一个小口子),将针斜放置或手术刀刃向上朝向皮肤和导丝的顶部,轻轻地扩大皮肤开口,防止损伤静脉,或在取出 PIV 导管之前进行皮肤切开术。破皮后的导丝能够轻轻从一边移动到另一边,以确定插入口有足够的口径。

(6) 扩皮后沿导丝送入可撕裂置管鞘。

（7）右手送鞘时，左手拇指、示指捏住导丝，其余三指绷紧皮肤，以免导丝随置管鞘滑入体内，导丝退出，轻压置管鞘上方止血，保留置管鞘在血管中。

（8）垫无菌纱布于置管鞘下方，缓慢匀速地经置管鞘送入导管。

（9）导管送至大约测量刻度时，将置管鞘轻轻退出，撕裂置管鞘。调整外管长度。

（10）其余同可视化 PICC 置管操作。

(八) MST 置管注意事项

（1）勿用暴力抽取导丝，以免损坏导管及导丝。

（2）导丝送入时，导丝尾端需保留 >10 cm 在体外，以免导丝滑入体内。置管中不得强行送入导丝或导管。

积极主动的方法可以确保及时、正确地选择血管装置。改良的 Seldinger 技术提供了在传统方法不充分或不成功时方便 PICC 植入的方法，增加 PICC 植入的成功率。

二、导丝滑入静脉的原因及处理

(一) 完全滑入静脉原因

（1）不熟悉 PICC 结构及置管方法，置管时将导丝送入体内过多，导丝随血流慢慢滑入体内。

（2）送导丝有阻力且退不出，未将导丝连同穿刺针一起拔出，针头斜面把导丝切割断裂，导丝断入体内。

（3）扩皮时刀片的刀口方向对着导丝，垂直用力切割导丝断裂,滑入体内。

(4) 送置管鞘时未将导丝捏住,滑入体内。

(5) 撤除扩张器及导丝时,未夹住导丝,致导丝滑入体内。

(二) 导丝完全滑入静脉的处理

(1) 导丝滑入体内,置管者保持沉着冷静,立即在患儿肢体近心端扎紧止血带,阻断静脉血回流,防止导丝随血液循环进入近心端深层血管及心脏,并减少患儿活动。

(2) X 线胸片确定导丝在体内的位置。

(3) 介入科医生会诊,取出导丝。

第四节　原位换管技术

PICC 导管功能并发症包括导管堵塞、渗漏、断裂、尖端位置非中心和导管移位临肿存在,因导管功能并发症导致拔管的情况。

因导管功能并发症而拔除 PICC 会导致治疗延迟,护理成本、护理时间、新生儿的疼痛和压力增加。在同一个静脉内将新的 PICC 替换原留置的 PICC 是一种易于操作的选择,可以保护静脉,并减少新的 PICC 插入而对新生儿造成创伤。当导管腔的大小或数量需要改变时,也可考虑原位换管技术。

一、原位换管技术优点

（一）操作简单

相对于 PICC 因导管堵塞、漏液、断裂、异位而拔除后的重新置管，原位换管术由于无须另选静脉穿刺，可减少操作者置管时的压力以及技术要求。前一次置管的信息，如导管选择、置管深度、尖端定位等，可为原位换管提供参考。

（二）减少痛苦

新生儿由于自身生长和疾病因素，没有太多适宜重置 PICC 的静脉，降低了穿刺成功率。多次穿刺会增加新生儿的疼痛和应激，加重病情，延长住院时间，耗费更多人力物力，增加家庭负担。

（三）优化治疗

原位换管时可根据新生儿最新情况，选择并更换适合其体重、治疗方案的导管型号、单腔管或多腔管，置管深度的调整可使导管尖端处于最佳位置，给新生儿的静脉治疗提供最优支持，减少因插入新 PICC 的并发症，例如静脉炎、血栓、穿孔、感染的风险。

二、原位换管术的适应证

（1）堵管：通管不成功后的除泛耐药的细菌性堵管。

（2）导管漏液或断管：不可修复的导管漏液或断管。

（3）导管异位：复位不成功后的导管异位。

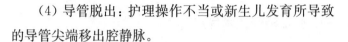

（4）导管脱出：护理操作不当或新生儿发育所导致的导管尖端移出腔静脉。

（5）原 PICC 穿刺点无静脉炎、水肿、感染，血常规、凝血功能正常。

（6）改变导管的大小或类型：治疗需求改变导管的内径与腔体数量。

三、原位换管的禁忌证

（1）置管并发症：静脉炎、静脉血栓、导管相关血流感染。

（2）置管部位异常：局部发红、肿胀、压痛、穿刺点分泌物。

四、原位换管术操作流程

（一）评估

根据原位换管术的适应证与禁忌证，评估新生儿是否适合原位换管。

（二）准备

1. 文书准备

新生儿家属的知情同意书、PICC 记录表、原穿刺位置，导管型号批次、导管留置深度、外露导管长度、导管尖端位置、穿刺点情况、穿刺者以及穿刺后护理情况等。

2. 物品准备

增加弯头眼科镊，其余同可视化 PICC 置管操作流程。

3. 新生儿准备

平卧位,辅助者安抚新生儿,给予安抚奶嘴或少量糖水滴注,减少疼痛。

4. 操作者准备

PICC 护理团队人员洗手,穿戴无菌衣、帽、手套。

(三) 方法

操作的初始步骤同 PICC 穿刺步骤,包括消毒方法、无菌区域最大化等。从事新生儿 PICC 穿刺的团队成员应对步骤完全掌握。

(1) 安尔碘去除原导管固定敷贴,消毒穿刺点及敷贴固定周边。铺设无菌区域,肢体以及新生儿全身无菌治疗巾覆盖,避免穿刺点及周围受到任何污染,辅助者协助肢体固定。

(2) 辅助者仔细观察原导管的外露管长度,并与记录单上外管长度核对,缓慢拉出几厘米导管,预计留在血管内导管还有 5～6 cm 时停止拉出。

(3) 用眼科镊进行穿刺点处扩张,确保新的穿刺鞘外套管能够穿入。

(4) 无菌剪刀剪去一部分外露管,剪断的位置是原来植入在血管内的导管处。在此过程中需要固定好外露管,防止不经意滑脱,并保证导管低于心脏位置,避免空气栓塞发生。

(5) 余下的外露管应保证长度为 4～5 cm,该部分外露管起导引丝的作用,将新的穿刺鞘外套管(去除针芯)

穿入外露管,并沿外露管直至穿刺点处,从扩张好的穿刺点处通过轻微转动插入到血管内。

(6) 穿刺鞘外套管植入血管后,轻微抽动血管内的导管,如果抽动自如,表明外套管位置正确,将原导管完全拉出,将新的 PICC 导管通过鞘管送入血管至预测刻度。

(7) 退出穿刺鞘外套管,劈开,清洁穿刺点及周边,采用敷贴进行固定。

(8) 余后同 PICC 置管流程。

(四) 整理

整理患儿及周围环境,做好相关护理记录。

(五) 术后评估

术后 2 小时内,密切观察换管穿刺点有无出血,必要时可继续加压止血,X 线胸片再次定位导管尖端位置。

第五节 PICC 操作规程及质量评价标准

一、PICC 概述

经外周静脉置入中心静脉导管指经上肢贵要静脉、正中静脉、头静脉、肱静脉、颈外静脉、下肢大隐静脉、头部静脉、耳后静脉等穿刺置管,尖端位于上腔静脉或下腔静脉的导管。置管操作由经过 PICC 专业知识与技能培训、

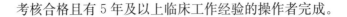

考核合格且有 5 年及以上临床工作经验的操作者完成。

二、PICC 置管注意事项

（一）资质

PICC 置管应由具有资质的护士进行。

（二）原则

置管前与家属沟通，签署置管知情同意书。置管过程严格无菌操作、消毒隔离、查对制度。

（三）装置评估

根据病情、血管条件、治疗类型、既往置管史、操作者资质与熟练程度等合理选择 PICC 置管方式。

（四）血管评估

操作者掌握血管解剖，充分评估后选择血管；B 超引导穿刺需评估血管深度、走向、血管内径和内膜情况等。

（五）B 超使用

B 超引导穿刺应了解超声原理、识别超声图片、穿刺针显像等；使用超声前确保超声探头消毒清洁。

（六）置管前准备

置管前准确测量穿刺点至上腔静脉的长度并记录。建议使用无粉无菌手套或接触导管前冲净无菌手套上的滑石粉，防止化学性静脉炎；置管前用生理盐水润滑导管内外壁，冲洗导管时发现有损坏不能使用。

（七）置管与送管

导管修剪成平整的直面，不得剪出斜面或毛茬。使用塞丁格方法穿刺,导丝送入时保留 15～20 cm 在体外,以免导丝滑入体内。送管动作轻柔、缓慢、短距离送入,不可强行送管;遇有阻力暂缓送入,查找原因,调整体位或导管角度后再轻轻送入;送管中应严密观察病情,有无心律失常,呼吸、脉搏、面色有无改变等。勿用暴力回抽导丝,防止损坏导管。

（八）固定

穿刺后擦洗皮肤血渍,酒精不能接触导管和穿刺点。敷贴无张力粘贴,导管、纱布、连接器、延长管固定稳妥且新生儿感觉舒适。

（九）定位

置管后 X 线胸片,了解导管尖端位置。

（十）安全

操作过程中,注意风险评估,确保新生儿安全。

第六节　PICC 的日常管理

一、交接班管理

（一）交接导管刻度

接班者观察导管外露部分的长度,判断导管在血管内的长度,并与护理记录单核对,评估导管有无脱出,每班如实记录,外管长度改变立刻拍片定位。

（二）交接穿刺部位

观察穿刺点有无红、肿、热、渗血、污染；敷贴固定是否平整、有无卷边、浮起、潮湿、污染。

（三）交接导管通畅

导管中有无血液回流；输液泵入总量是否正确；输液泵有无异常报警；新生儿肢体屈曲时有无导管打折。

（四）导管接口连接

导管连接装置有无松动、脱落、打折、牵拉、双道固定是否有效，是否留有肢体活动范围；输液系统装置是否放置于床单位合适处，避免暖箱门挤压。

（五）交接仪器设备

检查输液泵仪器设备功能状态，电源连接，仪器设备应备有储备电源。

二、安全管理

（一）复片定位

PICC 导管尖端位置与新生儿体重变化相关，使用中的 PICC 应定期摄片定位，或每次拍片时同步 PICC 定位。

（二）药物使用

使用中的 PICC 应根据最新的尖端定位，确定药物的浓度与渗透压。

（三）安抚

当新生儿烦躁时及时安抚，防止误拔管。

（四）巡回补液

输液中观察补液袋内液体，以免输液泵空气报警后血液反流堵管。

（五）敷贴密闭性

新生儿暖箱湿度较高,敷贴易浮起,缺乏密闭性容易导管滑出,应及时更换敷贴。

三、感染控制

经中心静脉导管进行输液、测压等操作时必须对导管接头处消毒,操作结束后,接头处必须加用无菌肝素帽或酒精肝素帽,以防细菌从接口处侵入 PICC 连接的输液系统。应全程密闭,螺纹口连接,每 24 小时更换输液器、三通、延长管;1.9Fr PICC 不可用于输血,三通或 PICC 连接管处有沉积的血液应立即更换。

静脉血管通路是维持肠外营养和药物输注的重要通路,静脉血管通路的管理是 NICU 护理管理的重要组成部分。NICU 的护理人员应掌握新生儿 PICC 放置技巧、导管护理、并发症处理。

第七节　PICC 置管困难与处理

一、穿破血管

穿刺时穿刺针刺破血管壁,导致局部形成血肿,是直接穿刺法最容易出现的穿刺问题。

（一）临床表现

送导管不畅，回血欠佳。

（二）原因分析

外周静脉的血管壁较薄且表浅，穿刺动作粗暴或角度太大。

（三）处理方法

重新系止血带，将穿刺针及置管鞘缓慢退出少许，待回血良好，再送入置管鞘和导管。没有再次见到回血，立即拔除穿刺针，并按压止血，切不可反复穿刺试探。

（四）操作技巧

1. 体型瘦弱的新生儿

穿刺时降低持针角度，穿刺针先进皮下再进入血管，导管在皮下有一段潜行的距离可对导管起到固定和减少穿刺点渗血作用。

2. 体型较胖的新生儿

选择手指扪及最清楚、血管弹性最强部位直接进针，建议穿刺角度稍大。

3. 水肿的新生儿

确定穿刺部位，扎上止血带，轻轻按压所选血管，排开血管上方及周围的组织液，使血管充分暴露。

4. 血容量不足或病情危重的新生儿

操作前热敷穿刺点上段血管，使血管充盈。

5. 其他

血管和穿刺进针点的选择很重要。穿刺针粗大，对血管条件的要求很高,需保持穿刺点上方有一段粗直的血管,便于穿刺成功后推送置管鞘。

二、置管鞘送入困难

穿刺见回血后,无法完全推入置管鞘。

（一）临床表现

皮肤未绷紧时表现为回血状态良好,送入置管鞘困难。穿刺过浅时表现为置管鞘内少量回血,或回血速度减慢甚至停止。穿刺过深时表现为置管鞘内无回血或少量回血。

（二）原因分析

置管鞘送入时未绷紧皮肤,穿刺点和血管固定不良;穿刺过浅未完全进入血管就急于送鞘;穿刺过深穿透血管壁致置管鞘无法送入体内。

（三）处理方法

（1）遇到阻力不可强行将置管鞘推入血管。

（2）观察穿刺针的回血状态,回血状态良好而送置管鞘困难,绷紧皮肤固定血管。

（3）穿刺针回血状态不良,重新扎上止血带,判断穿刺针的位置,再次穿刺。穿刺过浅,将穿刺针和置管鞘缓慢往血管前方送入,重新见到回血或感受到刺破血管的落空感后松止血带,再推送置管鞘。

（4）穿刺过深,将穿刺针和置管鞘缓慢往血管外退出一小段,重新见到回血或回血状态良好时,再推送置管鞘。

（5）推送置管鞘过程中，新生儿若疼痛哭吵，调整穿刺针位置后无回血或局部出现明显血肿时，立刻拔除穿刺针及置管鞘，按压5～10分钟，避免穿刺局部出现青紫及瘀斑。

（四）操作技巧

（1）消瘦、皮肤松弛的新生儿，穿刺成功后应注意紧绷皮肤。避免在骨突处穿刺。

（2）血管前方走向不明、弯曲明显，可以将置管鞘推入血管少许，以免刺破血管。

（3）避免置管鞘与体表角度过大，导管送入时在鞘口顶住血管壁。拔除置管针，剪裁下的废管作为引导丝送入置管鞘，送管顺利后再将置管鞘完全送入。

三、导管送入困难

穿刺血管顺利，送管过程中遇阻力不能顺利送入。

（一）临床表现

置管过程中导管送入困难，有阻力感，经过调整仍无法送至预测长度，强行送管出现导管回弹或导管弯曲。

（二）原因分析

新生儿疼痛哭吵致血管阻力增加；穿刺针机械性刺激导致血管痉挛；穿刺静脉分支较多；先天性血管畸形；新生儿体位；置管史所致的血管损伤及陈旧性瘢痕血管；静脉夹角；导管不在血管内等均可影响导管在血管中的穿行。

(三) 处理方法

1. 新生儿哭吵

镇痛、镇静、安抚新生儿,待新生儿稳定后送管。

2. 血管痉挛

送导管和退导管均困难,感觉导管被拽住,此时暂停送管,轻轻地按摩置管侧肢体,休息片刻后可缓解。

3. 误入分支

退出部分导管,重新送管,经过调整反复多次出现上述情况,考虑拔除导管,重新穿刺,避免血管内膜损伤。

4. 静脉瓣

送管不畅,但推注生理盐水通畅。将导管后退 2 cm 稍旋转,边推生理盐水边送导管。

5. 静脉夹角

辅助者将新生儿的肢体上举或移动,调整肢体姿势改变静脉血管走向送入导管。下肢置管,抬高骨盆有利于导管越过腹股沟。导管从头皮推进至颈静脉时可轻轻将颈部皮肤向身体方向牵拉,避免导管在耳前受阻。导管在颈部受阻,可旋转肩部,将头移至正中位置或者使颈部伸长利于导管进入。

6. 血管闭合

在导管尖端的较远处扎止血带,血管扩张利于导管前进。

7. 导管不在血管内

查看已置入导管刻度,仅置入部分且抽不出回血,提示导管未进入血管,应拔除导管重新穿刺。

8. 其他

沿静脉穿行方向,轻轻按摩或停止操作数分钟让血管得到放松。

(四) 注意事项

置管护士应掌握血管解剖、静脉名称,置管前评估血管弹性、置管史、治疗需求。置管中遇到导管送入困难或导管回弹时,置管者应根据已进入的长度判断导管目前的位置,判断原因,给予手臂活动、体位改变、休息等处理,仍无法送入导管,应考虑拔管。勿强行送管,以免损伤血管内膜,造成静脉炎或血栓发生。

四、导管内抽不出回血

导管送入顺利,推注生理盐水通畅,但导管内抽不出回血。

(一) 原因分析

PICC 在血管内打折或开口紧贴血管壁。

(二) 处理方法

1. 血管内打折:穿刺者边退出部分导管,辅助者边抽回血,直至抽到回血处停止,重新送入导管。

2. 紧贴血管壁:拔出少许导管后,改变置管侧肢体角度,重新送入导管。置入的导管能够顺利抽出回血,是评估导管功能的重要步骤。

五、误伤动脉

肘关节下置管为浅静脉置管,动脉位置较浅静脉深,且动脉搏动感明显,一般不易误伤动脉。

(一)原因分析

穿刺过深或选择穿刺部位离动脉较近。

(二)临床表现

进针较难突破血管;血液从针尾向外涌出或喷出;涌出血液为鲜红色。

(三)处理方法

误入动脉后,立即拔出穿刺针,局部按压 5～10 分钟,直到无出血为止,严密观察渗血情况。

六、导管渗液

导管置入后,生理盐水脉冲导管,穿刺点处有液体流出。

(一)分析原因

穿刺前未用 NS 冲洗导管,评估导管操作中锐器损伤导管。

(二)处理方法

边冲生理盐水边退出部分导管,找到导管渗液的位置,渗液位置无论是在体外或体内部分,均应重新置管或原位换管。

(三)注意事项

导管预冲仔细,及时发现导管问题;摆放物品时导管避开锐器不和导管放在一起,避免在穿刺者不知情的情况下损伤导管。

小贴士

下肢 PICC 置管长度的增加,导管送入难度增加,异位发生率增加,踝关节大隐静脉到达下腔静脉距离较膝关节内侧大隐静脉长,左下肢静脉到达下腔静脉距离较右下肢静脉长度长,因此踝关节大隐静脉异位发生率高于膝关节内侧大隐静脉,左下肢异位发生率高于右下肢。右下肢膝关节内侧大隐静脉、踝关节大隐静脉或胫后小隐静脉,位置表浅、血管粗且清晰,穿刺固定和护理相对容易,并利于上肢活动,合并症少,可长期保留。

(李昭颖 望西茜 李丽玲)

参考文献

[1] 胡晓静,姚莉莉,沈国妹,等.PICC 原位换管技术在早产儿中的应用.中国实用护理杂志,2016,32(2):111-112.

[2] 中华人民共和国国家卫生和计划生育委员会.静脉治疗护理技术操作规范.2013.

[3] JOHNSON KN, THOMAS T, GROVE J, et al. Insertion of peripherally inserted central catheters in neonates less than 1.5 kg using ultrasound guidance. Pediatr Surg Int,2016,32(11):1053-1057.

[4] AMY MCCAY, ELIZABETH ELLIOTT, MARLENE WALDEN. PICC Placement in the Neonate The New England Journal of Medicine. 2014,370(11):e17(1)-e17(5).

[5] VAN DEN BERG J, LÖÖF ÅSTRÖM J, OLOFSSON J, et al. Peripherally inserted central catheter in extremely preterm infants:Characteristics and influencing factors. J Neonatal Perinatal Med,2017,10(1):63-70.

[6] CALLEJAS A，OSIOVICH H，TING JY. Use of peripherally inserted central catheters（PICC）via scalp veins in neonates. J Matern Fetal Neonatal Med，2016，29(21)：3434 - 3438.

[7] Infusion Nurses Society. Infusion Therapy Standards of Practice. Journal of Intravenous Nursing. 2016.

[8] PERIN，SCLARPA. Defining central venous line position in children：tips for the tip. The journal of vascular access，2015，16(2)：77 - 86.

[9] AHN，CHUNG. Proper tip position of central venous catheter in pediatric patients. The journal of vascular access，2015，16(5)：399 - 402.

[10] STROUD，ZALIECKAS，TAN，et al. Simple formulas to determine optimal subclavian central venous catheter tip placement in infants and children. Journal of pediatric surgery，2014，49(7)：1109 - 1112.

第六章

PICC 尖端定位

PICC 已广泛用于新生儿重症监护病房,为重症新生儿和超低出生体重儿提供理想的静脉通路。导管尖端位置与 PICC 安全留置和使用相关。PICC 尖端中心位可减少并发症发生率,关键因素包括血管直径的大小、血液流速、紊流和内皮损伤。血流量(体积单位时间)依赖于血管的直径、长度和血管阻力。血管半径的细小变化可导致巨大的血流变化,成人上臂大浅静脉血液流动速度仅为上腔静脉的 1/10。更小的静脉直径导致血流减少,引起血液湍流,延长液体与内膜接触时间,增加内皮损伤风险,导致血栓性静脉炎和血栓形成。有关静脉血流特性的数据在儿童中没有研究,但由于儿童静脉管径相对较小,其流速之间的差异可能更大。

中心静脉尖端定位标准是基于血管管径、血流量、生理性血流动力学,中心位置是静脉血流最高区域。PICC尖端在新生儿体内的最佳位置是位于上腔静脉的中下 1/3 或下腔静脉的中上 1/3,上下腔静脉与右心房交界处,不进入右心房。导管尖端位置过浅,由高渗性和刺激性药物导致的血管内膜损伤,增加静脉血栓或纤维蛋白鞘形成风险。导管尖端位置过深导致心律不齐、心功能障碍、三尖瓣侵蚀,以及心房血栓形成。

第一节　PICC 尖端定位方法

一、X 线胸片定位

（一）方法

PICC 定位最常用的体位为胸部后前位,即 X 线从新生儿后方穿透身体。

（二）导管尖端位置评价标准

经上肢静脉路径置入中心静脉导管,导管尖端位于上腔静脉与右心房连接处;经下肢静脉置入,导管尖端位于下腔静脉内,高于横膈膜水平。

（三）优势

正位 X 线胸片显示 PICC 导管通过胸腹部和导管尖端在胸腹腔的位置,判断导管的异位与定位;侧位片,查看导管与椎体相关性,有助于识别导管移位进入腰椎静脉、腹壁浅静脉、精索血管、肾脏、肝脏;X 线胸片定位 PICC 经济与方便,可同时观察 PICC 导管与腹部、胸部、胃肠道等多脏器多导管情况。美国静脉输液护理学会

(INS)推荐,PICC置管后应常规X线胸片检查以确定导管尖端位置。

(四) 不足

X线胸片定位是某一体位的短暂性定位,呈现导管与尖端位置的静态图片。PICC尖端位置受体位、胎龄、呼吸、胳膊运动因素影响较大,不同体重的新生儿椎间隙不一致,存在拍片定位误差。胸部X线的报告与摄片时的投射角度、中心线的位置及观片者的水平和主观因素相关。

(五) 注意事项

拍片时的体位应遵循新生儿的正常生理屈曲位,且每次拍片体位一致;置管者应结合体位、体重、病情、呼吸支持等认真阅读分析X线胸片,不能因导管尖端过深或过浅盲目调整。

二、超声心动图

(一) 方法

超声心动图(Echocardiography)是利用超声特殊物理学特性检查心脏、大血管解剖结构和功能状态的无创性技术。新生儿位于仰卧位,常规观察心脏结构及上、下腔静脉系统情况。

(二) 评价标准

导管尖端位置位于距右心房入口0.5～2 cm处的上、下腔静脉内。过深:导管尖端进入右心房。过浅:导管尖端位于距右心房入口>2 cm 的上、下腔静脉内。异位：导管尖端排除以上位置。

（三）优势

X 线胸片联合超声心动图是评估新生儿 PICC 尖端位置的金标准，超声心动图提供实时信息，肢体运动及体位改变时影像视觉化，有助于精确显示导管尖端与肢体运动时的位置变化范围，减少心包积液、血栓的发生率。

三、腔内心电图

（一）方法

腔内心电图（IC－ECG）是通过电解质溶液或金属导体（导丝）记录传送右心房内的电位信号，通过心内连接转换器将心电图转换为体表心电图或直接应用 PICC 的支撑导丝作为电极，引出 PICC 置管过程中的腔内心电图，用心电监护仪监测心脏 P 波电生理改变。导管置入的同时持续记录心电图信号，及时测定并纠正导管的错误位置。

（二）操作流程

（1）准备用物：便携式心电监护仪 1 台、心内连接转换器、PICC 套件、20 mL 注射器、生理盐水、无针输液接头、皮肤消毒剂。

（2）调节监护仪显示 II 导联心电监测。

（3）连接电极：3 个 ECG 电极分别固定于左侧上肢肩峰下、右侧锁骨下窝、左侧肋缘与腋中线交界处。

（4）穿刺前将导丝和导线相连：导线的一端连接导丝，另一端通过心内连接转换器与心电监护仪相连。如 PICC 无附带导丝，可通过肝素帽插入头皮针引出心电波形。

（5）穿刺成功后送管，连接在导丝尾端的导线导引出静脉内及心房内心电图，并同步记录。

（6）根据 P 波振幅判断导管尖端位置：随着导管尖端送入上腔静脉内，心电监护仪显示的静脉及心房内心电图 P 波振幅逐渐增高，当导管尖端位于上腔静脉与右心房交界处时，P 波振幅达到最高峰；导管继续推进至右心房中、下部时，P 波振幅减低出现负向 P 波。

（7）根据 P 波振幅调整导管位置：P 波最高峰，即为导丝尖端与右心房交界处，此时，将导管后撤 1.5～2 cm，即导管位于上腔静脉下 1/3 处，距离右心房入口 1 cm 处。穿刺者确定导管尖端位置时须考虑：PICC 内支撑导丝与导管尖端有 0.5～1 cm 的距离，当导丝探测到右心房入口时，导管尖端已进入右心房 0.5～1 cm，因此，退管距离为导管尖端至导丝尖端的距离加 1～2 cm。

（8）导管送至预测长度后，仍无特征性高尖 P 波出现，考虑导管可能异位至颈内静脉或其他静脉。此时应在 X 线透视下明确导管位置并重新送管，再次探测高尖 P 波出现后退出 2.5～3 cm。

（三）导管尖端评价标准

尖端在上腔静脉（superior vena cava，SVC）外，P 波

与体表心电图无差异。导管尖端进入上腔静脉,出现特征性的 P 波(高而尖)。导管尖端进入上腔静脉下 1/3 处,P 波可增加至 QRS 波的 50%,且不超过 QRS 波振幅。PICC 尖端进入上腔静脉和心房之间连接处(cavoatrial junction,CAJ)时,P 波超过 QRS 波幅值。进入右心房后,P 波减弱,进入右心房中间可出现双向 P 波或负 P 波。PICC 的正确位置定义为导管尖端止于上腔静脉的下 1/3 处或 CAJ 处。P 波电位高度及变化可清楚显示导管尖端位置。

(四)上下肢的准确率比较

ECG 引导的定位技术在上肢和下肢精确度不同。下肢比上肢的定位准确性更高:下腔静脉较上腔静脉更直,分支更少,影响变量更少。股静脉穿刺,身体位置的变化(例如屈曲或伸展)不会影响 PICC 尖端的位置。与上肢相比,下肢放置中的波形变化更清晰,更明显,更易于判断。

(五)PICC 导管尖端位置精确性的影响因素

心电图的影响因素之一是电极与钢针之间的信号传输连接。导管的移动会影响连接,影响心电图的稳定性;导管尖部进入腔静脉时,必须缓慢送入才能获得稳定可靠的心电图记录。1.9Fr 的 PICC 细,心电图导联的路径长;由于较长的路径长度,信号被减弱。操作中新生儿的烦躁、肢体位置的改变、手动推注生理盐水、呼吸机及周围电磁波的干扰都会影响特征性 P 波的出现。

（六）优势

置管过程中实时监测导管尖端位置,调整导管长度,降低导管异位发生率;所需设备简单,操作简单易学,PICC专科护士可独立完成。

四、经食管超声心动图

（一）方法

将超声探头置入食管内,从心脏后方向前,近距离探查其深部结构。检查前常规行经胸超声心动图检查,了解心脏基本结构,评估经食管超声心动图检测可行性。

（二）不足

检查前需禁食、禁饮4～6小时。容易引起恶心、呕吐、呛咳、食管黏膜损伤、食管出血、休克等严重并发症。对新生儿影响较大,临床上不宜推广。

五、实时超声

实时超声（real-time Ultrasound,RTUS）具有良好的诊断效用,敏感性和特异性分别为96.55%和100%。

（一）方法

应用于放置PICC时,观察导管尖端位置,根据超声图像实时调整导管位置。

（二）操作流程

置管者根据操作流程置入PICC,送入预计长度后由超声检查者在床旁使用US探头置于中胸或上腹部的矢状位置识别上腔静脉、右心房或下腔静脉右心房交界处。上肢 PICC 手臂位置与身体中轴线成 45°角。下肢 PICC 腿部处于放松略微弯曲姿势。超声下无法正确观察到导管尖端,可以注射 2～3 mL 生理盐水,观察尖端有无起泡。实时调整导管,直至获得目标位置。通过最佳定位,固定导管并 X 线定位。

(三) 优势

实时超声(RTUS)与 X 射线相比,放置 PICC 时间更短,PICC 尖端更精确,置管后操作次数和 X 射线暴露更少。RTUS 是确定 PICC 尖端安全可靠的床旁工具。

第二节　X 线胸片影像定位标准

一、X 线胸片定位的影像学标志

(一) 气管隆凸

中心静脉导管(CVC)放置不当,会发生危及生命的并发症,如心包填塞、心包积液、心包出血。导管尖端位于心包边界外将避免心包、右心房或心室穿孔。正常 X 线胸片无法看到心包的确切位置。成人中将气管隆凸作为心包定位的标志,气管隆突是 X 线下最容易定位的标志之一。放射学在成人、儿童、婴儿中证实中心静脉尖端高于隆突水平,可降低心包穿孔的风险。

隆突属于解剖定位标志,解剖位置与发育有相关性。新生儿、儿童、成人处于人类不同的发育阶段,心包边界与隆突距离随着身长的变化而不同,儿童期:身长 47～57 cm,心包边界与隆突两者距离为 0.3 cm;身长 58～68 cm 时距离为 0.5 cm;身长＞68 cm 时两者距离为 0.6 cm;成年人为 0.8 cm。新生儿心包边界与隆突的距离范围为隆突上 0.4 cm 至隆突下 0.5 cm,差异与体重、身长增长有关。因此,对于新生儿使用隆突判断心包位置及导管尖端位置应慎重。

（二）胸椎椎体

胸椎椎体是 X 线胸片定位标志之一。成人最佳导管尖端位置与胸椎的对应关系在 X 线胸片的位置相对固定,T7～T8 为宜。不同孕周、体重的新生儿上腔静脉所对应的胸椎往往不同,最佳导管尖端位置变化较大。新生儿孕周越小,体重越小,心脏在胸腔中所占的比例越大,上腔静脉所对应的胸椎越浅。随着新生儿的体重增长导管尖端向上移位,导管尖端位置会发生显著变化。不同孕周的新生儿以及新生儿的体重,与最佳导管尖端位置、胸椎存在相关性。新生儿体重＜1 000 g,最佳导管尖端位置为 T4;体重 1 000～1 500 g,最佳导管尖端位置为 T4～T5;体重 1 501～2 000 g,最佳导管尖端位置为 T5;体重 2 001～2 500 g,最佳导管尖端位置为 T5～T6;体重＞2 500 g 的新生儿,最佳导管尖端位置为 T6。置入 PICC 导管时,要充分考虑新生儿心影所显示的上腔静脉位置,使导管尖端位于最合适的位置,确保 PICC 安全使用,减少并发症的发生。

二、与 PICC 定位相关的静脉解剖

(一) 上肢静脉

上肢静脉包括贵要静脉、头静脉和肘正中静脉。头静脉在近肩处变细且静脉瓣较多,导管很难进入锁骨下静脉,易异位至胸外侧静脉。

左贵要静脉导管不易通过处:① 腋静脉与锁骨下静脉交界区,静脉分支较多,导管易异位;② 左锁骨下静脉与左头臂静脉交界处,导管易异位至左颈内静脉;③ 左头臂静脉与上腔静脉汇合处,导管通过难易程度与两条静脉相交角度相关。

(二) 腋静脉

腋静脉由贵要静脉或肱静脉延续而成。PICC 尖端异位至腋静脉,X 线胸片显示导管尖端位于圆肌下缘至第 1 肋外侧之间。

(三) 颈内静脉

颈内静脉在锁骨胸骨后方、第 1 肋内侧与锁骨下静脉汇合成头臂静脉。

(四) 锁骨下静脉

锁骨下静脉由腋静脉延续而成,锁骨下静脉至胸锁关节后方与颈内静脉汇合成头臂静脉。X 线胸片显示导管尖端位于第 1 肋外缘至胸锁关节之间,则提示导管异

位至锁骨下静脉。

（五）奇静脉

奇静脉由右侧第 2～3 肋间静脉和右侧第 4 或第 5～11 肋间静脉及肋下静脉组成。奇静脉起自右腰升静脉,穿膈后沿脊柱右侧上行至 T4,绕右肺根上方呈弓形向前注入上腔静脉。PICC 送管过程中,导管会误入奇静脉。

（六）头臂静脉

新生儿左右头臂静脉与上腔静脉的角度为 50.6°和 33.2°,两侧头臂静脉汇合处的角度为 92°。右侧头臂静脉短而直,左侧头臂静脉斜行而较长,头臂静脉发育变异多发生在左侧,可引起静脉的狭窄。PICC 置管通路选择右侧头臂静脉更有优势。X 线胸片显示导管尖端位于胸锁关节至支气管夹角之间,则提示导管异位至头臂静脉。

（七）上腔静脉

正常的上腔静脉位于上纵隔右前方,在右侧第 1 胸肋关节后方由左右头臂静脉汇合而成。由第 1～2 肋间隙后侧下降,至第 3 前肋水平进入右心房。永存左上腔静脉意味左头臂静脉发育不良,当左前心静脉持续存在并引流入头臂静脉和窦房结静脉时,最终发展成左上腔静脉。永存左上腔静脉是一种罕见的体静脉连接异常,正常人群的发生率为 0.7%,同时伴有右上腔静脉时称为双上腔静脉,在永存左上腔静脉人群中,10%～15%右上腔静脉缺如。

三、胸部正位相

（一）上腔静脉置管

导管尖端最合适的位置在上腔静脉中下 1/3，靠近右心房交界处（早产儿心室外 0.5～1 cm，大婴儿心室外 1～2 cm）。上腔静脉及右心房在 X 线胸片难以显示，上腔静脉与右心房的交界点（CAJ）难以确定，通常将 X 线胸片上胸部解剖标志（如肋骨、胸椎）作为定位参考。

（二）下腔静脉置管

导管经股静脉至髂外静脉，上行至髂总静脉，最终到达下腔静脉。X 线胸片中下腔静脉最佳位置为膈上，接近右心房，尖端过深可因患儿活动及哭闹刺激心脏。

四、胸部侧位相

右侧置管位于右侧位，若为左上腔时选择左侧位。PICC 导管的尖端应位于纵隔，肺门影前上方，主动脉窗前水平（图 6 - 1）。

五、PICC 导管尖端适宜的位置

根据 2021 版 INS 指南，X 线 PICC 定位仍为金标准，即经上肢静脉置入中心静脉导管，尖端在上腔静脉与右心房交界处最安全。导管平行于腔静脉管壁，尖端位于管腔中心，注入的溶液被迅速稀释。

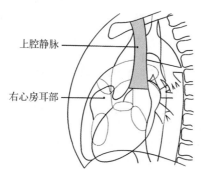

图 6‑1 上腔静脉侧位图

六、注意事项

（一）置管前及读片前

查阅病历，医护沟通，排除胸腔积液、纵隔占位等可能导致上腔静脉不在正常位置的情况。

（二）永存左上腔静脉

X 线胸片示 PICC 尖端位于左侧，立刻请医生、心导管室医生、置管护士及放射技师会诊。申请心脏彩超，检查左上腔静脉内径及汇入心脏的血流路径，确定导管继续留置还是重新置管。

（三）异常情况

上腔静脉不在正常位置时，由心导管室（及管床医生）会诊判定 PICC 尖端的确切位置，再次进行 X 线胸片定位以判断导管是否在上腔静脉及确定其在上腔静脉的深度。

（陆春梅　李丽玲）

参考文献

［1］曲希莲,赵玲,盖鑫,等.经肘静脉与经股静脉 PICC 置管在危重患儿中的应用效果比较.齐鲁护理杂志,2010,16(14)：43－44.

［2］黄建业,丁如梅.心房内心电图引导定位技术置入 PICC 护理问题分析及对策.护理学杂志,2014,29(14)：51－53.

［3］HE C, VIEIRA R, MARIN JR. Utility of Ultrasound Guidance for Central Venous Access in Children. Pediatr Emerg Care, 2017, 33(5)：359－362.

［4］Y OSMAN, S ESRA, HS KIHTIR, et al. Use of Bedside Ultrasonography and Saline Flush Technique for Evaluation of Central Venous Catheter Placement in Children. Artif Organs, 2018, 42(12)：1157－1163.

第七章
PICC 尖端异位

临床上将 PICC 尖端未达上腔静脉中下段或下腔静脉中上段视为异位。导管异位分为原发异位和继发异位,原发异位发生在置管时,置管过程中导管异位至无名静脉、锁骨下静脉、颈内静脉、胸廓内静脉、心包静脉、右心房、右心室等。继发异位发生在导管留置期间,与胸腔内压的改变、上肢或颈部的活动、正压通气、新生儿身长增长等因素有关,常见异位部位有颈内静脉、无名静脉、锁骨下静脉、腋静脉、右心房。

PICC 导管异位发生率为 6%~10%,PICC 异位增加液体渗漏的风险,引起肢体肿胀、静脉炎、堵管、血栓,甚至死亡。

第一节 PICC 异位相关因素

一、体位和肢体运动对导管尖端位置的影响

新生儿 PICC 尖端异位的主要原因为体位与肢体运动。导管在肢体内收、外展、屈曲、伸展等不同情况下,尖端位置发生变化,导管尖端移动范围 2.2~3.5 个肋间隙。

上肢 PICC:贵要静脉和腋静脉置管,肩内收联合肘部屈曲时导管向心脏方向移动;肘部以下贵要静脉和头静脉置管,肘部屈曲时导管向心脏方向移动;腋静脉置管,肘部屈曲及伸肘时导管位置无变化。PICC 尖端位于上腔静脉或上腔静脉近端 1/3 时,容易发生自然异位。

下肢 PICC:肢体屈曲或拉直时导管尖端可改变 1~4 个椎体,平均 2.7 个椎体;除股静脉,将腿部拉直导管尖端远离心脏。

导管尖端与肢体运动关系见表 7-1。

表 7-1 导管尖端与肢体运动相关的关系

肩部和肘关节运动	贵要静脉	头静脉	腋静脉
肩内收	向心	远离心脏	向心
肩外展	远离心脏	向心	远离心脏
肘屈曲	向心	向心	没有效果
伸肘	远离心脏	远离心脏	没有效果

小贴士

　　早产儿的体位影响导管尖端的定位,导致放射图像报告的误读和不必要的导管拔出或换管。读片时,应对置管部位、肢体位置、生理体位综合考虑,分析是否有导管靠近心脏的风险。

二、体重增长对导管尖端位置的影响

　　新生儿的上腔静脉长度仅为 2～3 cm,新生儿体重增长速率为 0.7～1.0 kg/m,身长增长速率为 3～4 cm/m。PICC 置管长度与新生儿的体重及穿刺部位相关,体重越小,同部位置管长度越短。经右侧贵要静脉穿刺,体重<1 000 g 的早产儿导管置入长度为 9.9±0.6 cm,体重 1 500～2 500 g 的早产儿导管置入长度为11.6±0.9 cm。新生儿体重越小,导管置入的深度对导管尖端位置的影响越大,新生儿在原有导管置入长度不变的情况下,导管尖端随着体重增长而逐渐远离腔静脉。新生儿 PICC 胸腔积液案例中的 X 线胸片多提示 PICC尖端位置较穿刺时发生移位,建议长期留置、体重增长迅速的新生儿在置管后定期追踪尖端位置,早期发现导管异位,防止静脉外渗及导管相关并发症。

三、体表长度的测量

　　置管前未准确测量体表长度,导致导管插入过浅或过深。

改进措施包括：① 选择宽度较窄的测量尺减少误差；② 贵要静脉位于肢体的内侧静脉，相对头静脉、正中静脉弯曲度大，测量应不同于头静脉和正中静脉，以免过深；③ 左上肢置管测量，从预穿刺点沿静脉走向至同侧胸锁关节后，呈水平线一字测量至右侧胸锁关节；④ 选择肘横纹测量，位置固定，视觉清晰，定位准确，测量长度不会因穿刺点改变而改变。

四、穿刺部位

（一）静脉选择

上肢静脉分支多，角度小，异位率高于下肢。左上肢异位率高于右上肢。左、右髂总静脉与下腔静脉夹角分别为 $40°±3°$ 和 $17°±4°$，左侧大于右侧，左下肢静脉通过髂总静脉时不易进入下腔静脉，易发生异位。

上肢静脉首选右侧贵要静脉，次选肘正中与头静脉，最后选腋静脉。下肢首选膝关节内侧大隐静脉，次选踝关节大隐静脉，最后选腘静脉与小隐静脉。

（二）置管长度

PICC 置管长度增加，异位发生率增加。踝关节大隐静脉较膝关节内侧大隐静脉长，异位率高；左下肢静脉较右下肢静脉长，异位率高。

五、新生儿体位

（一）上肢静脉置管

导管尖端到达肩部时，辅助者将头转向穿刺侧，下颌紧贴肩部,使锁骨下静脉与颈内静脉之间的夹角变小,防止导管进入颈静脉。

（二）经头静脉置管

导管达肩部时上举上肢,使头静脉进入腋静脉的角度变小;上肢呈自然下垂位,利于导管送入。

（三）经贵要静脉置管

导管尖端到达肩部或出现阻力时将上肢向头部稍稍上抬,减少腋静脉与锁骨下静脉间的弯曲度。

第二节　PICC 尖端常见异位点与处理

一、导管尖端异位于右心房

导管尖端进入右心房后,由于房室关闭、血流的不断挤压而反复冲击右心房内膜,分布在心内膜的心脏自主神经受到刺激,释放神经递质产生微折返。通过心房神经网络传递引起心律失常,触发房颤,损伤心肌或瓣膜,严重可发生心脏压塞。

（一）异位原因

新生儿上腔静脉短,测量误差造成导管尖端异位,拍片时体位未摆放肢体功能位,影响导管尖端位置判断。

（二）处理措施

PICC 置管后立即拍片,上肢外展 45°,下肢屈曲,确定导管尖端位置,基于 X 线胸片定位进行拔管,再次复片确认导管尖端位置正确后使用。PICC 导管尖端进入右心房见图 7-1 和图 7-2。

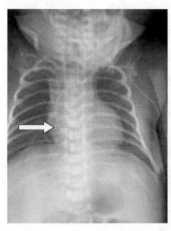 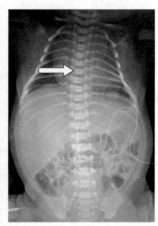

图 7-1 上肢 PICC 进入右心房　　图 7-2 下肢 PICC 进入右心房

二、导管尖端异位于颈内静脉

PICC 导管异位至颈内静脉后,导管流出的药液与静脉回流方向相反,使药物在局部停留时间过长,药物对静脉内膜产生损伤,血管内皮暴露,血小板聚集诱发血栓形成。导管异位于颈内静脉,可导致后脑神经损伤、静脉炎、导管堵塞、静脉血栓等并发症,增加新生儿痛苦,缩短导管使用时间。

颈内静脉为颈部最大的静脉干,也是最常见的继发性导管异位的血管。以贵要静脉穿刺为例,PICC 置管途中经过肱静脉、腋静脉、锁骨下静脉、头臂静脉和上腔静脉。头臂静脉由颈内静脉至胸锁关节后方与锁骨下静脉汇合而成,汇合处形成三岔路口而进入颈内静脉(图7-3和图7-4)。

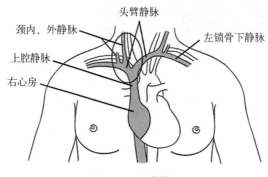

图7-3　颈内静脉

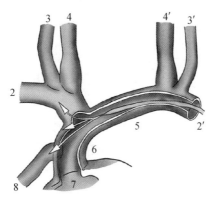

图7-4　颈内静脉周围分支

经右侧贵要静脉置管,PICC尖端异位于右侧颈内静脉见图7-5。

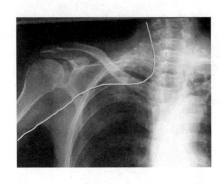

图 7－5　右侧颈内
静脉异位

（一）临床表现

颈内静脉异位表现为导管出现顽固性血液反流及颈内静脉红肿。部分患儿颈内静脉的管径较锁骨下静脉管径粗大，异位后无任何症状。

（二）异位检查

颈内静脉异位可通过 B 超显影及 X 线胸片排查。

（三）静脉复位

1. 自动复位

PICC 在血液中呈漂浮状态，异位尖端可随回心血流、液体输入、重力等因素自动复位至上腔静脉。PICC 异位至颈内静脉，不用立即校正导管尖端位置，观察 1～2 天后重新 X 线胸片定位，如导管尖端仍位于颈内静脉再行处理。

2. 体外手法复位

利用血流动力学和重力的协同作用，通过改变体位抬高头部，辅以脉冲式冲管，对导管尖端施加重力，使导管尖端改变方向。

3. 脉冲式冲管法

新生儿取坐位,头部呈中立位,在 X 线胸片上测得异位导管尖端超过下颌角平面以上的长度,拔出相应长度,生理盐水脉冲式冲管约 1 分钟,导管即可到达上腔静脉,复位成功率达 80%。

(四) 异位预防

穿刺成功后送入 PICC,导管尖端到达新生儿肩部时,将头转向穿刺侧近 90°并向下低头,下颌靠近肩部。头位辅助夹闭同侧的颈内静脉,防止导管误入颈内静脉。必要时抬高床头,同时采用脉冲式注入生理盐水,缓慢送入导管,导管借助重力及血液回流自然下降。

三、导管尖端异位于腋静脉

异位于腋静脉将导致血栓性静脉炎、机械性静脉炎和置管侧肢体水肿等并发症,影响导管的使用。

经右侧肘关节上置管,导管位于腋静脉处打折,见图 7-6。

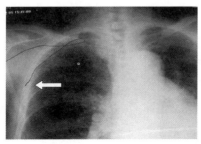

图 7-6　腋静脉处打折

（一）临床表现

置管侧肢体肿胀、疼痛及输液速度减慢。

（二）静脉复位

新生儿取导管尖端方向的反向侧卧位，头低脚高位。一人辅助，采用生理盐水脉冲式冲管；另一人用手掌呈碗状轻轻叩击导管附近的胸壁。通过血管内外对导管施力，借助导管自重使导管尖端随着体位改变进入上腔静脉，该手法纠正腋静脉异位成功率较高，但对导管返折的长度有一定限制，返折长度较长，先退管几厘米后再行手法复位。

由于解剖结构的特点，腋静脉异位通常较难自动复位。若不能通过体外手法复位可考虑退管，建议将异位部分的导管拉出后作为中长导管使用。

（三）异位预防

上肢置管首选贵要静脉。正中静脉穿刺，导管上行可经头静脉或贵要静脉，手臂与躯干呈 90° 角，头静脉与腋静脉之间的锐角变大，易使导管从头静脉反折入腋静脉；手臂与躯干呈 45° 角，头静脉与腋静脉之间的锐角变小，导管不易从头静脉反折入腋静脉。

四、导管尖端异位于锁骨下静脉

锁骨下静脉起于第 1 肋骨的外侧缘，由腋静脉延续而成，至胸锁关节后面与颈内静脉汇合成头臂静脉。锁骨下静脉后侧相邻膈神经和臂丛神经，X 线胸片导管尖端位于第 1 肋外缘至胸锁关节之间则提示导管异位至锁骨下静脉。导管尖端位于锁骨下静脉,血液流动学的稀释足以使大多数药物和治疗方案不受影响。由于上肢的血流动力学受物理和环境变化影响很大,不能保证所有时刻药液输注安全性一致。有研究关于成人锁骨下静脉前后径在不同呼吸运动下的生理变化,静息状态下的静脉平均直径变化范围为121%～261%,表明血流速度和血容量有很大的潜在变异性。左锁骨下静脉与颈静脉汇合成的左头臂静脉行径较右头臂静脉长且位置较水平,经此路径置入的 PICC 较易发生置管困难、导管异位、穿破血管,因此宜选择右侧肢体。

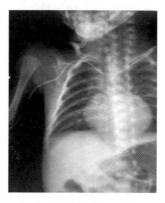

经右侧贵要静脉进入对侧锁骨下静脉见图7-7。

锁骨下静脉异位原因与导管固定不良和活动频繁有关。

图7-7 异位于对侧锁骨下静脉

(一)临床表现

肩部胀痛、导管内血液反流和导管外露刻度延长。

(二)静脉复位

PICC 异位至锁骨下静脉,排除血管变异、上腔静脉压迫综合征等情况后,采取头高脚低位或端坐位,将导管退出部分,一人辅助使用生理盐水脉冲式冲管,利用重力引导导管尖端向下。

五、导管尖端异位于左、右头臂静脉

左、右头臂静脉分别在同侧胸锁关节的后方,由颈内静脉及锁骨下静脉汇合而成。左头臂静脉长约 6 cm,自左锁骨胸骨端的后方起始,经胸骨柄上半部的背侧,斜向右下至右侧第 1 胸肋关节处;右头臂静脉长为 2～3 cm,自右锁骨胸骨端的后方起始,几乎垂直下降至右侧第 1 肋软骨胸骨端的下缘,与左头臂静脉汇合成上腔静脉。新生儿左右头臂静脉与上腔静脉的角度分别为 50.6°和 33.2°,两侧头臂静脉汇合成的角度为 92°。X 线显影导管尖端位于胸锁关节至支气管夹角之间,则提示导管异位至头臂静脉。左侧头臂静脉斜行而较长,易发生发育变异,可引起静脉的狭窄,右侧头臂静脉短而直,静脉发育变异少见,故选择右侧置管更有优势。

六、导管尖端异位于髂总静脉

髂总静脉位于第 5 腰椎,起于骶关节水平,髂内、髂外静脉汇合点,并斜向上行,双侧髂总静脉汇合成下腔静脉。右髂总静脉几乎垂直,左髂总静脉斜行且长,从右髂总动脉的后面穿过,有时会受到压迫。左、右髂总静脉与下腔静脉夹角分别为 40°±3°和 17°±4°,左侧明显大于右侧,左侧下肢静脉通过髂总静脉时不易进入下腔静脉,因此左侧下肢 PICC 置管易发生异位。

七、导管尖端异位于腰升静脉

腰升静脉起源于髂总静脉,与硬膜外静脉丛相通,上行与肾静脉衔接,亦通过节段静脉汇入奇静脉。腰升静脉扩张,导丝容易进入腰升静脉。腰升静脉在L5孔处分成若干支,继续上升,连接腰静脉。

左侧髂总静脉较长,方向较斜,右侧髂总静脉较短,几乎垂直。左侧连接腰升静脉形成的角度不尖锐,容易出现异常通道,左下肢置管更容易进入腰升静脉。

腰椎静脉丛与腰静脉关系:椎管内外的静脉沿其长度形成自由沟通的丛,椎管内丛在硬脑膜和椎管壁之间形成一个连续的网状结构,导管进入上升的腰椎静脉,腰椎静脉丛的血管壁非常薄,高渗溶液的输注导致内皮损伤,TPN液体进入了硬膜外腔。腰椎穿刺针误伤椎管内静脉丛会出现白色乳液或葡萄糖混杂血性脑脊液,脑脊液生化报告中的葡萄糖和蛋白质高于正常。经腰升静脉输注TPN,高渗溶液流入椎体静脉丛,漏入蛛网膜下腔,可引起严重的并发症如截瘫、脑积水。

误入腰升静脉的早期识别及处理:送管困难,送管长度小于目标长度;X线胸片示;左下肢置管导管尖端未越过中线进入腔静脉,高度疑似误入腰升静脉时,应立刻拔除或拔至髂总静脉作为深静脉使用(图7-8)。

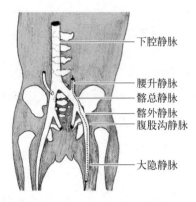

图 7-8　导管异位于腰升静脉

八、导管尖端异位于肾静脉

肾静脉是一对粗大静脉,位于肾动脉前方,在 L1～L2 平面,略呈直角注入下腔静脉。左肾静脉的长度约为右肾静脉的 3 倍。

误入肾静脉,测量后将导管拉出,并使导管尖端置于腔内。若不能复位,拔出后将 PICC 导管作为中长导管使用。经右侧腹股沟静脉进入肾静脉见图 7-9。

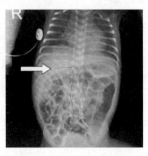

图 7-9　异位于肾静脉

九、导管尖端异位于奇静脉

奇静脉起自右腰升静脉,穿膈沿脊柱右侧上行至T3~T5 高度,注入上腔静脉。正常 PICC 的路径是从上肢浅静脉经腋静脉、锁骨下静脉、头臂静脉到达上腔静脉。在上腔静脉壁上存在着奇静脉开口,当奇静脉的开口与左头臂静脉汇入上腔静脉的角度合适时,PICC 导管可能进入奇静脉。左侧置管较右侧容易发生奇静脉异位。奇静脉回收血液的分支血管较多,若操作不当,强行送管,有刺破血管的可能,导致大出血,危及生命。

经左侧贵要静脉置管,PICC 尖端异位于奇静脉,见图 7 - 10。

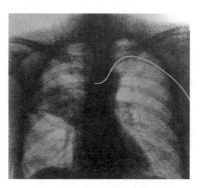

图 7 - 10　异位于奇静脉

十、导管尖端异位于永存左上腔静脉

永存左上腔静脉(persistent left superior vena cava,

PLSVC)是常见的体循环静脉畸形,因胎儿期的左前主静脉近心端未退化而形成,正常人群中发病率为 0.3%～0.5%,先天性心脏病人群中的发病率约为 10%。置管后 X 线胸片显示导管均沿脊柱左侧下行。首先,排除摄片时患儿体位不正的因素;其次,警惕 PICC 进入动脉,考虑导管是否通过其他途径进入左侧胸腔血管,床旁血气分析判断是否为动脉血。经导管回抽血液及推注生理盐水均正常时,应高度怀疑导管进入了永存左上腔静脉,需进行超声或 CT 检查以确诊。

(一) 不同类型的永存左上腔静脉对 PICC 临床使用的影响

1. Ⅰ型 PLSVC

此型约占 90%,不伴其他心血管畸形者,导管尖端位置合适时可暂不拔管。通过超声检查判断 PLSVC 的内径大小,左上腔静脉管腔直径明显大于右上腔静脉或两侧管腔差异不大,可继续使用置入 PLSVC 的 PICC;反之,应尽早拔除。

2. Ⅱ型、Ⅲ型和Ⅳ型 PLSVC

此型约占 10%,存在右向左分流,静脉血流入左心房易导致心脏左侧部位的空气栓塞。临床输液过程中难免存在输液管路中的微小气泡无法排除干净的情况,建议将 PICC 拔除,改从右侧或下肢重新置入。

3. 孤立性 PLSVC

此型约占 0.1%,即同时合并右上腔静脉缺如。B 超确定左上腔静脉管腔大小适宜且导管尖端位置正常时，PICC 可继续使用。

永存左上腔静脉患儿大多存在扩张的冠状静脉窦，经左上腔静脉的 PICC 尖端若要靠近右心房，必然经过扩张的冠状静脉窦。PICC 长期置于冠状窦内，除导管本身对血管壁的刺激外，静脉输液时冠状窦内压力的改变和药物对血管壁的刺激均可导致药液外渗，心律失常、心绞痛、冠状窦内血栓形成心肌坏死等严重并发症。永存左上腔静脉患儿的 PICC 尖端应位于左上腔静脉的中下 1/3 处，以保证临床使用安全。经左侧贵要静脉置管，PICC 尖端异位于永存左上腔静脉见图 7‑11。

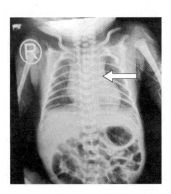

图 7‑11　异位于永存左上腔静脉

十一、导管尖端异位于动脉

PICC 异位至动脉如肱动脉、锁骨下动脉、颈动脉等比较少见，一旦发生风险较高。拔除之前需请神经科、脑外科、心胸外科等相应科室进行会诊,评估拔出风险。误入颈动脉的置管拔出时会引起血流量不足、血肿或血栓等,增加新生儿脑缺血的发生。必要时应在手术室拔除。

十二、下腔 PICC 导管异位打折

患有肠道疾病及外科肠道手术的新生儿,易出现下肢 PICC 导管异位,表现为髂静脉进入下腔静脉之前,管道打折或转向其他静脉。

处理措施:测量打弯长度,将患儿置于头低脚高位,拔出部分导管,使用生理盐水脉冲式冲管,使 PICC 尖端借重力向下,确保 PICC 管道在血管中保持直行状态与血管平行。调整后复片评估导管尖端位置,必要时作为深静脉导管使用。

注意:严禁将体外部分导管再次送入血管内,以免引发继发感染和危及生命。

小贴士

导管重新调整位置后,建议摄片再次确认导管尖端位置。没有影像学或替代影像学的再确认,无法确定导管尖端是否已经调整到正确的长度,定位于预期的尖端位置,或在脉管系统的其他错误的位置。因此,导管调整后的再定位,对于确认导管尖端位置至关重要。

(张先红　陆春梅　李丽玲)

参考文献

[1] Infusion Nurses Society. policies and procedures for infusion therapy: neonate to adolescent. 2nd edition. 2016.

[2] Infusion Nurses Society. Infusion Therapy Standards of Practice. Journal of Intravenous Nursing. 2016.

[3] JOHNSTON, BISHOP, MARTIN, et al. Defining peripherally inserted central catheter tip position and an evaluation of insertions in one unit. Anaesthesia, 2013, 68 (5): 484 – 491.

[4] CHEN, HE, YUE, et al. Spontaneous correction of misplaced peripherally inserted central catheters. The international journal of cardiovascular imaging, 2018, 34(7): 1005 – 1008.

[5] BECCARIA, SILVETTI, MUCCI, et al. Contributing factors for a late spontaneous peripherally inserted central catheter migration: a case report and review of literature. The journal of vascular access, 2015, 16(3): 178 – 182.

第八章
PICC 维护技术

第一节　PICC 敷贴更换

一、目的

(一) 观察导管穿刺处局部情况

(二) 预防导管相关性感染

(三) 延长导管留置时间

(四) 防止脱管

小贴士

保持 PICC 敷贴与穿刺点及周围皮肤的密闭性是预防导管相关性血流感染、静脉炎、导管异位、导管脱出、导管断裂的第一道防线。早产儿 PICC 敷贴维护是降低 PICC 置管风险和并发症关键点。

二、更换时机

(一) 穿刺部位渗血、渗液

（二）敷贴卷边、松动

（三）敷贴污染

（四）敷贴完整性受损

（五）置管后 24 小时常规更换

小贴士

早产儿 PICC 敷贴更换频率取决于敷贴的材质，透明敷贴的更换频率为按需更换。

——《美国早产儿护士协会指南》

三、更换原则

（一）专人负责

PICC 敷贴的更换需由接受过 PICC 专业培训的专业护士负责。

（二）双人操作

双人进行 PICC 维护操作，确保使用最高标准的无菌技术。更换者移除旧的敷贴，固定并粘贴新的敷贴，辅助者稳定导管和新生儿的活动，最大限度减少污染、异位和并发症的风险。根据新生儿的状况，必要时第三人给予生理监测，安抚新生儿和供应额外物资。

（三）无菌操作

按最高标准的无菌技术执行此操作，严格执行手卫生，建立最大无菌屏障，消毒确保有效性。禁止将体外导管人为移入体内。

（四）皮肤保护

撕除旧敷贴时动作轻柔，防止导管脱出或导管异位。保持 180°或 0°移除旧敷贴，避免局部皮肤受损。极超低出生体重儿置管时可预先在皮肤上涂抹一层无菌皮肤保护膜，减少敷贴撕扯时的角质层剥离或损伤发生。

（五）妥善固定

穿刺点在透明敷贴中心，圆盘固定于敷贴内，敷贴前后无重叠不能绕肢体一周全包围，以免影响血液循环；导管摆放位置合适，敷贴粘贴前将新生儿肢体屈肘或屈膝摆放，查看导管、圆盘有无打折，输液是否通畅；透明敷贴无张力粘贴，避免压力性损伤。

（六）导管安全

敷贴外使用胶布交叉固定输液辅助装置，避免导管牵拉脱出。

（七）准确记录

敷贴更换后记录敷贴更换时间与更换人，更换中PICC 外管长度发生变化应及时记录，并摄片了解导管尖端位置，更新记录。

（八）评估记录

每班评估和记录，密切观察穿刺点及周围皮肤的完整性，如穿刺部位出现渗血、渗液，或敷贴松动、污染、完整性受损时需立即更换敷贴。

小贴士

PICC 维护指南建议 PICC 敷贴更换由专人负责,确保更换质量同质化,有效降低 PICC 导管相关性血流感染发生。

四、更换流程

(一) 更换前准备

1. 查对评估

核对新生儿,再次评估 PICC 敷贴,查对 PICC 维护记录单,了解导管外管长度及最近一次维护时间。

2. 手卫生

操作前严格按照七步洗手法流动水洗手。

3. 准备用物

无菌治疗巾 5 块、无菌换药碗 1 只、无菌剪刀 1 把、无菌镊 1 把、无菌无粉手套 2 副、无菌手术衣 2 件、免缝胶带、HP 敷贴 1 张、安尔碘、无菌纱布数块、长棉签数包、酒精棉片 2 片。

4. 人员准备

操作者洗手,戴口罩,穿无菌隔离衣;辅助者擦拭消毒治疗车,洗手后打开 PICC 换药包外包装。

(二) 更换操作

1. 无菌准备

操作者先后戴上 2 副无菌手套,整理摆放 PICC 无菌包内物品;辅助者在无菌状态下协助穿刺者无菌物品的准备。

2. **患儿准备**

辅助者合理安置患儿体位,撕去敷贴外胶布。撕胶布时动作轻柔,避免损伤皮肤;操作时,采用 PIPP 进行疼痛评分,根据评分结果选择合适的镇痛措施,包括安抚奶嘴,包裹或糖水口服。

3. **消毒**

操作者使用安尔碘浸润的纱布将新生儿穿刺侧肢体的手掌或脚掌完全包裹,使用消毒棉签,按无菌原则擦拭消毒穿刺部位处的敷贴及周围皮肤,范围为穿刺点周围 10 cm。辅助者流动水洗手,戴手套。

4. **无菌区域**

操作者将新生儿穿刺侧肢体上抬 45°,辅助者负责在穿刺肢体上、下、左、右铺设无菌巾,最大区域无菌化,另一块无菌巾包住双通道。最后使用消毒棉签消毒原安尔碘纱布包裹处的皮肤,肢体放于消毒巾上,待干。操作者无菌技术脱去一副手套。辅助者协助扶住新生儿。

5. **移除敷贴**

操作者右手用无菌无齿镊轻轻撕去敷贴,左手固定圆盘。撕敷贴时由四周向中心揭开,再由下往上撕除敷贴,切勿沿导管相反方向撕除,以免导管移位。

6. **检查**

检查外管长度与记录是否相符,同时观察局部皮肤

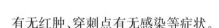

有无红肿、穿刺点有无感染等症状。

7. 消毒

安尔碘以穿刺点为中心环形消毒皮肤 2～3 次,避免触摸穿刺部位,以防污染。如有血痂,应先擦净血痂后再以安尔碘消毒。消毒范围大于敷贴尺寸,待干;用酒精棉片将安尔碘擦拭干净,皮肤待干。

8. 保护皮肤

涂抹皮肤保护膜时避开穿刺点,以穿刺点为中心向四周均匀涂抹,避免来回涂抹,待干。

9. 导管固定

敷贴固定前双人再次确认外管长度,首先用两条免缝胶带交叉固定圆盘,避免导管移位;另一条固定在圆盘和导管接口处,避免因牵拉发生接口处断裂;导管外管过长可将导管盘成 S 形并用免缝胶带固定。体外导管部分必须有效固定,任何移位都意味着导管尖端位置的改变。

10. 敷贴修剪

若新生儿臂围小于敷贴的长度,固定前应使用无菌剪刀修剪至适合大小,防止敷贴过大将肢体全包围,影响肢体血液循环,导致回流不畅。

11. 敷贴粘贴

粘贴时打开新生儿的肢体关节,使关节处于伸展位,穿刺点周围皮肤面积最大化,避免后期因关节运动、肢体展开导致敷贴被牵拉。为增加敷贴与皮肤的密封性,使用 HP 敷贴并采用"无张力粘贴法"。操作者单手持透明敷贴,将敷贴中央部位对准穿刺点,无张力自然垂放,将穿刺部位包括导管和圆盘全覆盖。用拇指及食指指腹捏牢导管凸起部分,使导管、圆盘、敷贴完全贴合,排除空气。用拇指轻轻按压敷贴边框,排除敷贴下空气,移除敷贴边框时同时按压透明敷贴,边撕边框边按压。检查敷贴贴合效果。

（三）更换后

（1）移去治疗巾,敷贴外的管道用胶布妥善双道固定,避免因外力牵拉而发生导管滑出。

（2）安置体位,整理用物,脱去手套,洗手。

（3）填写 PICC 维护记录单。

小贴士

PICC 维护指南指出,血痂会稀释消毒剂的有效性,建议在消毒前首先清除血痂,再给予局部皮肤的消毒,确保消毒剂效果的最大化。穿刺点小血痂可予以保留。

第二节　PICC 维护手法与注意事项

一、撕除敷贴

为避免将体内 PICC 带出体外,撕除敷贴时应注意撕除方向,如穿刺部位为肘关节上,撕除敷贴时应沿外导管尾端向穿刺点方向进行,先撕除覆盖在导管上的敷贴,后

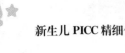
撕除导管以外部位的敷贴；如穿刺部位为肘关节下，导管尾端向下摆放，撕敷贴时应一手固定导管，另一手由下向上撕除敷贴，禁止由上向下撕除，以免将导管带出体外。

二、消毒剂使用

由内向外清洁及消毒皮肤，在敷贴周边及胶布痕迹处停留片刻，浸润后再擦拭，消毒擦拭力度要适宜。

INS 指南推荐：使用来回摩擦的方式进行皮肤消毒效果更好。临床常用的消毒方法为无缝消毒皮肤，一圈压一圈，勿留空隙，确保消毒到位。如新置管的早产儿，穿刺点有结痂时，手法应轻柔，勿强力去除，以免造成穿刺点再次出血。穿刺点反复出血，易导致血栓。

三、无菌操作

严格无菌操作和手卫生，PICC 维护操作前必须流动水洗手，如有血渍污染时须立即洗手。取无菌治疗巾时，应持无菌治疗巾内面。丢弃污染物时手或镊子不能低于腰部水平，消毒导管时遵循一下一上的顺序，并消毒至导管尾端，避免将导管拖出和打折，连接口消毒时应反复擦拭至少 20 秒。

四、粘贴敷贴

皮肤待干后粘贴透明敷贴，无张力粘贴。错误的张力性粘贴手法为使用双手将敷贴拉紧后固定导管和皮肤,导致新生儿皮肤紧绷不适,活动时易导致敷贴周边卷边松动,固定不牢固,敷贴下皮肤长时间处于牵拉状态损伤局部皮肤。

撕除敷贴前后、粘贴敷贴前查看导管的外管长度,动作轻柔,避免操作时将体内导管拉出体外,影响导管尖端位置,造成 PICC 留置安全隐患。注意导管摆放角度,角度过小导致导管打折输液不畅,避免因固定不佳而额外增加敷贴更换的频率,导致新生儿皮肤角质层破坏(增加)。

五、输液接头及输液装置

(一) INS 指南建议

使用螺纹接口输液器及输液装置以确保输液安全,直插式输液器会发生输液器的接口从鲁尔接口处弹出,输液装置污染和药液外漏,导管血液回流,增加堵管、血栓、血流感染。输液接头维护的重点是如何选择和使用无针接头(needle free connector,NFC)。所有的输液装置连接口均应使用 NFC,NFC 的正确选择和使用,能有效降低细菌进入输液系统,同时减少或预防血液回流造成堵管,从而保证输液安全。

(二) 预防导管相关性血流感染指南建议

NFC 与保护帽相比,能有效地减少细菌污染。正压 NFC 的使用,会促进输液管路的细菌污染。负压 NFC 可能引起血流回流至输液系统,有堵管风险,建议选择平衡压 NFC。

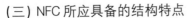

（三）NFC 所应具备的结构特点

① 通过螺口与输液管路连接；② 表面光滑平整（尤其是接触膈膜），有利于消毒彻底；③ 内部死腔最小；④ 内部层流型流动避免形成湍流。

（四）NFC 连接静脉导管时步骤

① 手卫生；② 佩戴清洁手套；③ 在连接输液系统前后，使用 2% 洗必泰消毒液用力擦拭 NFC 至少 20 秒，消毒后避免接触 NFC 接口；④ 连接输液管路，再次进行手卫生。

（五）连接输液管路的步骤

① 手卫生；② 佩戴清洁手套；③ 从 NFC 上摘除端口保护器；④ 将输液管路与 NFC 连接；⑤ 再次手部卫生处理。

（六）断开输液管路的步骤

① 手卫生；② 佩戴清洁手套；③ 断开输液管路规范处置用物；④ 按照上述方法消毒 NFC（或者更换，与输液装置更换的频率一样）；⑤ 消毒或更换 NFC 后，采用推/停手法，使用至少 2~3 mL 生理盐水冲洗管道；⑥ 手卫生。

小贴士

NFC 消毒装置含有 2% 洗必泰，断开输液管路后，将端口保护器盖在 NFC 上，消毒效果起效快且能持续 7天。连接输液管路时，摘除端口保护器后可以直接连接，无须再消毒。

六、冲管液

INS 指南推荐使用独立包装的预充式注射装置。主要用于输液前后冲洗导管维持导管通畅。优点：减少感染的发生，无须自行配药，减少护理人员针刺伤，提高安全性和工作效率。临床上用的冲管液有预充式导管冲洗器和注射器抽取生理盐水。冲洗液的最少量为导管和附加装置的 2 倍，冲管时禁用小于 10 mL 的注射器，以免推注过程中压强过大造成导管爆裂的危险。预充式冲洗器用于 PICC 冲洗时可使用 5～10 mL 及以上的规格。5～10 mL 预充式冲洗器冲管时产生的压强相当于普通的 10 mL 注射器。

第三节　PICC 输液更换

一、目的

（1）经 PICC 输注药物，满足机体液体量和营养需求。

（2）严格 PICC 更换输液流程，降低导管相关性血流感染。

二、更换频率

（1）连续性补液及输液器每 24 小时更换。

(2) 双腔管接口每周更换 2 次。

三、操作流程

(1) 个人准备：着装准备，操作前严格按照七步洗手法洗手，进行手卫生消毒，戴口罩、帽子。

(2) 准备用物：无菌手套 2 副、2% 酒精洗必泰、无菌纱布数块、一次性无菌药碗、无菌治疗巾 2 块、输液皮条1 根、无菌盘、生理盐水预充液注射器 1 个。

(3) 双人核对输注液体内容、输液总量、滴速。

(4) 戴无菌手套，连接输液器，排尽空气。

(5) 预充液注射器、排气后的补液、无菌纱布、洗必泰纱布放于无菌盘内。

(6) 携用物至床旁，辅助者核对补液，PDA 扫描手圈及补液。

(7) 操作者更换无菌手套，于患儿身上铺置一块无菌治疗巾。

(8) 辅助者夹闭双腔接口，去除旧补液，操作者用无菌纱布包裹双腔接口及连接处。

(9) 操作者用洗必泰纱布对导管尖端横断面及螺纹处反复擦拭消毒，一块洗必泰纱布擦拭 20 秒，每个接口使用两块洗必泰纱布共擦拭 40 秒。

(10) 操作者消毒接口时，辅助者去除旧补液，将新的补液接于输液泵上，并设置补液输入速度(mL/h)及输入总量(mL)。新补液的接口勿接触其他物品，以免污染。

（11）接口消毒完毕,开放双腔接口,使用生理盐水脉冲式冲管 2～3 mL,连接新补液接口。

（12）辅助者按"快进"键,快进 1 mL,以确定液体已匀速进入,防止回血堵管。

（13）按"开始"键,确保导管无异常。

（14）重复上述步骤,消毒另一路接口并连接补液。

（15）安置体位,整理用物,脱去手套,洗手。

（16）记录输液日期、时间、总量、余量和滴速。

小贴士

PICC 定时脉冲式冲洗产生正、负压,形成涡流,可有力地将管壁上的药物及血液冲洗干净,防止不相容的药物和液体混合,减少药物之间配伍禁忌,保持导管通畅,也可冲净反流至导管内的血液,防止形成血栓,避免导管堵塞。

第四节　PICC 冲管

一、目的

（1）把导管内残留的药液冲洗干净,保持导管通畅,防止药物沉淀引起堵管。

（2）防止不相容的药液和液体混合,减少药物之间配伍禁忌。

（3）冲洗干净反流到导管内的血液,减少血流感染。

二、冲管时机

(1) 每日 TPN 更换时。

(2) 输注不同药物之间。

三、冲管液和量的选择

(1) 冲管液应使用不含防腐剂的生理盐水。如果所输药品与生理盐水有配伍禁忌,必须先用 5% 葡萄糖冲洗,再用生理盐水冲洗。

(2) 冲洗导管所需的不含防腐剂的生理盐水最少用量要视导管类型和尺寸、年龄及所输注液体性质而定,推荐使用不低于 2 倍于导管系统体积的冲洗液冲洗导管。新生儿每次 2~3 mL。

(3) INS 指南推荐首选一次性器材用于输液系统冲洗和封闭。如单剂量药品及预装药品注射器,是减少院内感染的重要策略。冲、封管能减少因血液糖类和其他易促进细菌等微生物生长的概率,使用预充式导管冲洗器能减少外源性污染的风险及避免安瓿污染。护士应具备有关药物不相容性的知识以保证及时冲管。

(4) 临床使用注意点:① 采用的冲洗液为一次性的预充式冲洗器时选用 5~10 mL 及以上包装的产品;② 采用的冲洗液为一次性注射器临时抽取的生理盐水时,必须选用 10 mL 及以上的注射器进行冲管,禁用 10 mL 以下的普通注射器。10 mL 的注射器装满液体冲管时产生的压强＜413 kPa，5 mL 注射器装满液体冲管时产生的压强＞620 kPa，有实验室数据显示对导管施加压力进行冲管，10 mL 以下注射器会产生超过 620 kPa 的高压，可使导管破裂。因此，不可暴力冲管。

四、冲管手法

脉冲式冲管，即推一下停一下（冲—停—冲—停）的冲洗手法，使等渗盐水在导管内造成小漩涡，产生正、负压，形成涡流，有力地将黏在导管壁上的内容物冲洗干净。直冲冲管水柱只能在导管中心流动，无法将导管壁冲洗干净，容易造成导管腔狭窄而堵塞导管。特别是输入黏滞性液体或营养液时，如血液或静脉高营养液，导管壁冲洗不净细菌容易定植。

小贴士

PICC 应保持密闭性，减少导管断开时间，常规每 24 小时更换 TPN 时冲管即可。PICC 冲管时禁止抽回血，以免发生导管内血液凝集，导致导管堵塞，增加血流感染风险。冲管时生理盐水推注困难，疑似半堵管，可以使用尿激酶溶栓。

五、注意事项

操作者如发现 PICC 内有反流的血液时，应分析原因对症处理，首先抽出导管内陈旧性血液再给予生理盐水脉冲式冲洗导管。

第五节 PICC 拔管

一、用物准备

无菌治疗巾 2 块、无菌换药碗 1 只、无菌手套 1 副、无菌剪刀 1 把、无菌镊 1 把、生理盐水注射液 10 mL、安尔碘、敷贴 1 片、无菌纱布数块、长棉签数包、酒精棉片 2 片。

二、操作步骤

（一）操作前准备

（1）着装准备，操作前"七步洗手法"洗手。

（2）个人准备：戴帽子、口罩。

（3）确定新生儿是否需要拔管。

（4）核对医嘱，核对 PICC 尖端培养化验标签（扫码）并粘贴于无菌培养管备用。

（5）核对 PICC 护理记录单上 PICC 内管及外管刻度。

（6）备齐用物、合理放置。

（7）合理安置新生儿体位，轻柔撕去敷贴外胶布。操作前中后采用 PIPP 进行疼痛评分，选择合适的镇痛措施。

（二）操作时

（1）拔管者戴无菌手套。

（2）铺无菌台，治疗巾、药碗、无菌剪刀、无菌镊、敷贴置于无菌台，生理盐水纱布、安尔碘、纱布、酒精棉片置于药杯或药碗中。

（3）辅助者将 PICC 穿刺肢体给予操作者。操作者使用安尔碘纱布包裹肢端,消毒棉签消毒整个肢体,消毒3遍。

（4）辅助者洗手,协助扶持新生儿。

（5）拔管者在患儿上下左右各铺 1 块治疗巾,用无菌纱布包裹输液接头,弃去安尔碘纱布,再次消毒肢端。

（6）新生儿置合适体位(同置管时体位)。

（7）安尔碘消毒待干,使用生理盐水纱布将皮肤残余的碘擦净,减少皮肤黏膜吸收。

（8）右手使用无菌镊轻轻撕去敷贴,左手固定圆盘;敷贴不易撕去时,可用安尔碘棉签浸润局部后再撕,动作轻柔,同时观察局部皮肤有无红肿等异常症状。

（9）以穿刺点为中心环形消毒皮肤及管道 2～3 次,范围大于敷贴尺寸,确认外管长度。

（10）使用无菌镊将导管缓慢顺势向外拔出,夹紧导管防止脱落直至将导管完全拔出,导管尖端避免接触周围皮肤。

（11）使用无菌纱布压迫穿刺点止血。

（12）双人检查导管的完整性及外观,有无断裂;核对长度是否与置管记录一致。

（13）辅助者使用无菌剪刀剪取导管尖端约 2 cm,置入培养管送检做培养。

（14）待穿刺点止血后,再次使用安尔碘消毒,酒精棉片脱碘,无菌纱布及敷贴覆盖。

(三) 操作后

(1) 脱去手套,安置体位,做好拔管记录。

(2) 拔管后观察穿刺点有无渗血,24 小时后去除纱布及敷贴。

三、拔管时机

(1) 新生儿达全肠内营养。

(2) 导管尖端位置不能满足治疗需求时。

(3) 导管留置时间＞1 个月,必要时拔管。

(4) 导管相关性感染和不能解决的并发症。

四、拔管注意事项

(1) 拔管人员为经过培训的护理人员。

(2) 拔管操作前,核对拔管医嘱、PICC 维护记录单,查看导管的总长度。

(3) 拔管时严格无菌操作,避免导管尖端污染。

(4) 拔管过程中避免按压穿刺点,以防纤维蛋白鞘和血栓脱落进入血管造成栓塞。

(5) 拔管动作轻柔、缓慢、匀速,如遇阻力时可给予适当按摩热敷,切勿强行拔管,以防发生导管断裂。导管拔除后,检查导管的尖端和长度,确保导管完整拔出。

(6) 拔管后保持穿刺点 24 小时密闭性:穿刺点给予无菌纱布及敷贴覆盖,观察穿刺点有无渗血,有无感染,详细记录拔管原因及过程。

（7）导管拔除后24小时评估穿刺点,确定穿刺点愈合去除敷贴。

五、拔管困难

详见第九章第十节。

（李昭颖　李丽玲）

参考文献

［1］中华人民共和国卫生行业标准—静脉治疗护理技术操作规范.中华人民共和国国家卫生和计划生育委员会.2014.

［2］Infusion Nurse Society. Infusion nursing standards of practice. J Infus Nurs,2016.

［3］DANA L. CRAVEN, APD. Evidence Summary. Peripherally Inserted Central Catheters（Neonates）: Dressing of Insertion Site. The Joanna Briggs Institute EBP Database, JBI@Ovid. 2018; JBI19643.

［4］O'GRADY NP, ALEXANDER M, BURNS LA, et al. Guidelines for the prevention of intravascular catheter-related infections. Clin Infect Dis, 2011,52(9): e162 - e193.

［5］BUTLER-O'HARA M, D'ANGIO CT, HOEY H. An evidence-based catheter bundle alters central venous catheter strategy in newborn infants. J Pediatr, 2012, 160(6): 972 - 977.

［6］Infusion Nurse Society. Infusion nursing standards of practice. J Infus Nurs,2016.

［7］AMY MCCAY, ELIZABETH ELLIOTT, MARLENE WALDEN. PICC Placement in the Neonate. The New England Journal of Medicine, 2014, 370(11): e171 - e175.

第九章
PICC 相关性血流感染

医院获得性感染的发生率为 4%～20%,是重症监护病房死亡的主要原因。NICU 中约 10%的患儿会发生院内感染,其中血流感染占 50%,特别是中心静脉相关性血流感染(central-line associated bloodstream infections,CLABSI)。CLABSI 对于新生儿是危险的并发症,重症监护和住院时间,延长增加抗生素使用时间以及产生耐药菌的可能性,在极早产的婴儿中,败血症会显著增加脑白质损伤和神经发育不良的风险。

第一节 概 述

导管相关性血流感染(catheter related blood stream infection,CRBSI)是指因导管引起的细菌感染。CLABSI 是指使用中心静脉导管发生的任何细菌感染。

CRBSI 的诊断包括对置管中及拔管后 48 小时患儿

的观察,包括发热(>38℃)、寒战、精神萎靡、体温不稳定、喂养不耐受、频繁呼吸暂停,实验室检查白细胞增高或降低,C反应蛋白增高或低血压等感染表现,除血管导管外没有其他明确的感染源,或是血培养结果阳性。CRBSI诊断的本质是建立在"中心"血和"外周"血阳性培养时间的比较上,这种方法称为"阳性延迟时间法"(delayed time to positivity,DTP),不仅成本低廉且操作简便,在医院的微生物实验室就可以进行,DTP解读见图9-1。CRBSI血培养诊断结果(表9-1)。

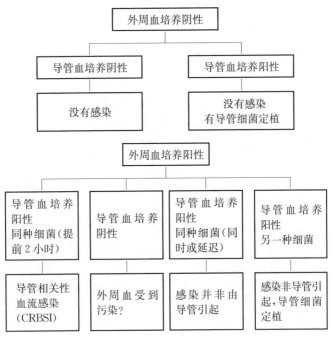

图9-1 DTP解读

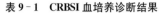

表 9‐1　CRBSI 血培养诊断结果

血　标　本	结　果
两种血培养均为阴性	无细菌感染
仅外周血培养阳性或外周血比中心血培养时间提前 2 小时	细菌感染并非因 PICC 引起
仅中心静脉血培养阳性	无细菌感染或 CRBSI,但 PICC 有细菌定植
两种血培养均为阳性,中心血比外周血的阳性培养时间提前 2 小时	确诊 CRBSI(由导管引起的细菌感染)

如果菌血症与 PICC 无关,应找到感染源并进行抗生素治疗,不应拔除 PICC。如果菌血症与 PICC 相关,建议拔管,通过外周静脉导管抗生素治疗。不建议通过全身抗生素治疗或局部导管内治疗(即所谓的抗生素锁治疗)预防 PICC 感染。

导管细菌定植而没有感染时,是否拔出 PICC,应个体化分析,拔管前应考虑以下因素:细菌类型、临床实际、导管需求以及重新置管的可行性。

第二节　导管相关性感染的危险因素

一、导管类型

导管腔的数量是 PICC 相关感染的危险因素之一。

多腔导管感染风险高于单腔导管，单腔导管 CRBSI 感染率为 2%～5%，多腔导管感染率为 4.9%～22.7%，多腔导管中的每个管腔都是 CRBSI 的潜在感染源。美国 CDC 推荐：在满足治疗需要的前提下，尽量使用管腔较少的中心静脉导管。

二、置管部位

导管部位的皮肤菌群密度是导管相关性血流感染的主要危险因素，股静脉置管的感染发生率远高于其他管部位，与腹股沟静脉离会阴部较近，易受尿、大便、腹股沟皱褶污垢等污染有关。

三、PICC 材料

导管材料影响血栓的形成和微生物的黏附性。细菌可沿导管内外壁生长，例如凝固性阴性葡萄球菌可以黏附在导管表面，1 小时即可繁殖形成细菌定植，6～12 小时便可从单层细菌增殖到多层细菌。

（一）聚氯乙烯材质

1945 年聚氯乙烯材质最先被用于制作中心静脉导管。聚氯乙烯导管表面不规则，与革兰阳性菌（如葡萄球菌）亲和力高，有利于血小板黏附形成袖套样纤维蛋白鞘。聚氯乙烯材质的 PICC 血栓性静脉炎发生率为 70%。

（二）硅胶材质

穿刺过程中对静脉内膜损伤较小，可漂浮于静脉中。

硅胶材质导管的生物相容性高,体内的宿主蛋白可迅速黏附到表面,产生黏附物质。

（三）聚氨酯导管

聚氨酯材质的导管体外试验表明,其具有较低的生物降解倾向,可以很好地对抗环境影响造成的老化、破裂现象,管壁光滑,不易黏附血液,感染发生率更低。

四、皮肤消毒

皮肤消毒是防止导管细菌定植和 CLABSI 预防策略的重要部分。皮肤准备可清除或显著减少皮肤微生物的数量,减少细菌残留的皮肤定植的风险。

五、PICC 置管技术

置管的熟练程度与感染相关,反复多次穿刺和送管会增加感染机会。穿刺部位的细菌沿导管表面繁殖、迁移,黏附定植在导管上并且不受宿主吞噬细胞和抗生素的影响,细菌生长繁殖不断释放进入血液,导致 CRBSI 发生感染率增高。

六、导管留置时间

CRBSI 的发生与导管留置时间密切相关,导管留置时间越长,皮肤定植风险越高,感染率越高;PICC 置入后纤维蛋白鞘逐渐形成并附着于导管壁,成为病原菌良好的寄生场所;CRBSI 发生之前,需要数周的生物膜转化,导管定植和生物膜的形成与导管停留时间的增加有关。新生儿与极超低出生体重儿的导管留置天数较普通新生儿长,导管被接触时间增多,面临 CRBSI 的风险增加。有研究统计,PICC 置管后 14～18 天,CRBSI 的发生率每日增加 14%,置管后 36～60 天,CRBSI 的发生率增加至 33%。导管留置时间是 NICU 发生 CRBSI 的重要危险因素。

七、新生儿因素

新生儿免疫应答未成熟,皮肤和黏膜具有渗透性,免疫球蛋白水平低,侵入性操作多(例如中心静脉置管,呼吸机插管)易增加感染的风险。

八、疾病因素

动脉导管未闭导致右向左分流,血液中的循环微生物脱离肺循环的过滤,使短暂性菌血症在体循环中持续时间更长。

九、TPN 输注

营养液是细菌良好的培养基。长期 TPN 支持治疗易引起胃肠道菌群失调,肠黏膜屏障功能受损伤,肠道寄生菌进入血液循环,CRBSI 机会增加。

十、敷贴

敷贴是引起 CRBSI 的危险因素之一,洗必泰敷贴能使穿刺处皮肤 48 小时甚至更长时间保持无菌,对降低 CRBSI 有益,但因其可引起皮肤真菌感染而被美国 CDC 禁用。透明敷贴应密闭,对外部的液体和微生物起封闭作用,穿刺点清晰可见。透明敷贴下放置纱布则应视为纱布敷料每 48 小时更换。

十一、无针输液接头

无针输液接头被用在血管通路装置上,给输液通路装置提供了方便的接入点,针刺伤事件降低,同时导管相关性血流感染发生显著增加。有研究指出,暴露于空气中的无针输液接头,接口通路处的菌落数在 15~1 000/CFU,足够数量的细菌引起了污染和生物膜的形成,若接头消毒不严格,导管接口的定植菌会进入导管内腔。置管后导管相性感染与无针输液接头定植菌有关。导管使用前对无针输液接头暴露部位机械性的摩擦或使用含有抗菌剂的帽子可以降低感染。

十二、外周静脉穿刺

PICC 使用期间增加外周静脉穿刺频率,会增加 CLABSI 的风险。静脉穿刺的频率包括外周静脉导管插入的次数(失败和成功的次数),外周静脉穿刺抽血次数。随着外周静脉穿刺频率的增加,菌血症的可能性增加,细菌在 PICC 上定植导致 CLABSI。

第三节　导管相关性感染的发病机制

一、皮肤定植菌

留置的 PICC 外管是细菌定植的主要途径,且与血流感染相关。CRBSI 皮肤阳性率为 53%,置管部位消毒不严格,细菌沿导管入侵体内是 CRBSI 的主要发病机制。导管穿刺处存在皮肤细菌,同种细菌定植于导管的风险增加 8 倍,导管血流感染的风险增加 10 倍。

二、输液接头污染

导管接头被认为是污染导管内面的起始部位,是导致导管内微生物定植的一个重要原因,减少接头污染可以减少 CRBSI 的发生。导管尖端连接的肝素帽、正压接头或无针输液接头护理不当、消毒不严格,均可导致细菌通过接头进入管腔引起感染。

三、液体污染

输入液体相关感染是指输入被污染的液体引起的感染。无菌液体在生产、配制、输注、更换输液的任何一个无菌环节有疏漏,都可导致细菌随液体沿导管进入人体。从剩余的输入液体和 PICC 分别取样进行血培养,如获得同一种细菌,且无其他感染来源,可确诊输入液体相关感染。感染的症状多发生在输液开始后不久,应及时留取残存液体,进行液体和血液培养。输液相关的败血症原因主要包括液体本身的因素和操作污染两方面。

四、内源性污染

发生 CRBSI 时,导管尖端培养与血培养阳性菌相同。拔除导管并不能使感染症状缓解,导管尖端的污染细菌可能来自体内其他感染灶。

五、导管污染

导管表面受细菌污染,细菌黏附在纤维蛋白鞘或血栓上导致 CRBSI。

六、微生物引起导管感染的方式

（一）穿刺

皮肤表面的细菌在穿刺时或穿刺后,通过皮下至导管皮内段再至导管尖端细菌定植,随后引起局部或全身感染。

（二）定植

非血流的感染灶微生物通过血流播散到导管,在导管上黏附定植,引起 CRBSI。

（三）繁殖

微生物污染导管接头和内腔,导致管腔内细菌繁殖,引起感染。

前两种属于腔外途径,第三种为腔内途径。短期留置(<1 周)的导管如周围静脉导管、动脉导管和无套囊非隧道式导管通过腔外途径感染最为常见;长期留置(>1 周)的导管如带袖套式的隧道式中心静脉导管、皮下输液港和经外周中心静脉导管多为腔内定植。

第四节 导管相关性感染的预防

一、培训与管理

(一)专业队伍与培训

PICC 专职护士应有能力在操作中预防经 PICC 输液引起的感染。护理经验缺乏、护理人员不足、人员流动等均可增加 CRBSI 的发生率和病死率。严格培训、主动教育、强化标准化的无菌操作等干预措施可降低 CRBSI 的发生率。

(二)监测与质量管理

质量管理包括操作流程、标准化的无菌操作、置管后跟踪、实时记录、感染管理、监控制度等。科室内建立由 PICC 专科护士、新生儿医师、感染科管理专家、护理质量监控专家、临床护士在内的多元化管理队伍。建立科室血流感染发生率数据系统,监测感染危险因素,提出快速改进措施指导临床,降低医疗成本。

医疗机构应当健全规章制度,制订并落实预防与控制导管相关血流感染的工作规范和操作规程,明确部门和人员职责:

(1)医务人员应接受置管、维护、导管相关血流感染预防与控制措施的培训和教育,熟练掌握操作流程。

(2)建立静脉置管专业护士队伍,提高新生儿静脉置管护理质量。

(3)医务人员应当评估新生儿导管相关血流感染的危险因素,实施预防和控制。

(4)医疗机构开展导管相关性血流感染防控措施质量改进,有效降低感染率。① 手卫生调查:每个月手卫生观察,结果与临床工作者反馈。② 导管护理/血管通路观察:每季度执行血管通路护理检查和导管连接依从性观察,确保操作流程规范。③ 员工教育和工作能力:提供感染控制培训,每 6～12 个月开展导管护理执行力评估。

二、置管因素

置管困难、体表定位盲穿、操作者技能生疏、操作时间过长等均可增加 PICC 穿刺点局部感染和 CRBSI 的发生率。应用超声引导置管技术进行 PICC 置管,提高穿刺速度与成功率,减少穿刺引起的机械损伤并发症,降低导管相关感染。

三、手卫生

（一）置管及维护

护士接触新生儿前后，抓握有创设备之前，从受污染的身体部位移至其他部位前均应进行手部清洁。戴无菌手套前后及接触物品之后均应进行手部清洁。触摸置管部位前后，以及置管、重置、触碰、维护导管及更换敷贴前后，均应严格执行手卫生。置管部位消毒后，不应再次触摸。

（二）污染或可疑污染

手部有可见污染物如血液或体液，应使用皂液及流动水手部清洁。

（三）手卫生工具

选择清洁度高、对皮肤刺激小的产品进行手部清洁；避免使用毛巾及非乙醇溶液消毒巾进行手部清洁。

（四）其他

护士进行置管、维护、配液及输液操作前应修剪指甲。手部清洁应做到标准七步洗手法，达到彻底清洁手部。

四、无菌操作

（一）人员

患疖肿、湿疹等皮肤病或患感冒、流感等呼吸道疾病，以及携带或感染多重耐药菌的医务人员，在未治愈前不应进行置管操作。

(二) 置管时严格无菌操作

置管时的无菌操作与导管相关感染发生相关。严格无菌操作，导管相关感染的发生可下降近 6.3 倍。

(三) 最大范围无菌化

置管护士及辅助者戴帽子、口罩。帽子将头发全部遮盖，口罩遮住口鼻，穿无菌隔离衣，戴无菌手套。以穿刺点为中心，最大范围覆盖治疗巾，扩大无菌区域。

(四) 置管环境

操作区域避免人员走动，挂牌示意无菌操作，非置管人员一律不得入内。置管时，无菌巾将新生儿全部覆盖。

(五) 注射药物

(1) 输入体内的液体应在无菌层流操作柜中配制，操作前按清洁流程对操作台进行消毒，去除来自操作界面的致热源和内毒素成分。护士采用 5 μm 过滤针头或小型号注射针头将无菌药物从玻璃安瓿瓶中吸出。营养液现配现用，专人负责，配制后有效期 24 小时。

(2) 多次使用的单包装药品，护士应标记开瓶日期，剩余药品的存放参照使用说明书。多次使用的单包装药品仅用于一名新生儿，推荐使用已配好的无菌产品，如预充液注射器或装有药物的注射器。

(3) 插入针头或打开安瓿前，使用安尔碘或 75% 的乙醇溶液消毒药物的瓶盖及玻璃安瓿的颈部。

(4) 药物的配制、转运及使用环节中必须严格遵循无菌原则。

五、输液接头

（一）螺纹输液接头

污染的风险随输液附件的增多而增加，为减少额外的操作步骤，避免意外脱落或误连接，应减少附加装置的使用。所有输液接头为鲁尔接口并与输液器、PICC 匹配。发生以下情况时应更换无针输液接头：任何原因导致的无针输液接头脱落、怀疑被污染、输液接头内有血液残留或系统完整性受损。

（二）接头消毒

每次连接前，使用消毒液消毒无针输液接头。范围包括无针输液接头顶端及周边，消毒时强调要有一定的摩擦力，才能去除附着在接头粗糙表面的微生物。

（三）消毒时间

输液接头上附着的细菌载量与消毒时间相关，消毒时间越长，细菌的负载量越小，建议接头擦拭消毒时间每次＞20 秒。

（四）消毒剂选择

INS 指南及我国新生儿消毒剂推荐，建议使用酒精洗必泰，洗必泰联合酒精可产生快速与持续的作用，比两者单独使用效果更好。研究证明，与单一的 70％酒精、10％聚维酮碘相比，含有 70％酒精的 2％洗必泰抑菌长达 24 小时。

（五）消毒帽

消毒帽使用及去除时对接口机械性摩擦，长时间的留置接触,为导管提供物理与化学性的保障。

六、导管连接与断开流程

(一) 导管连接

(1) 执行手卫生,佩戴手套。

(2) 移除保护套前夹闭导管。

(3) 使用合适的消毒剂消毒帽子和轮毂接触部分。

(4) 连接无菌注射器,开放导管,冲洗装置。

(5) 重复其他分支。

(6) 脱手套后执行手卫生。

(二) 导管断开

(1) 执行手卫生,佩戴手套。

(2) 夹闭导管。

(3) 断开管路。

(4) 导管轮毂消毒后安装新的保护套。

小贴士

通过摩擦力擦拭轮毂的每个面,确保去除所有的残留物。不同的轮毂和导管分支使用不同的消毒棉片。任何时候,通路被断开都应无菌操作,导管断开的次数和时间应尽可能地缩短。

七、过滤器

输注时建议使用 $0.2 \sim 1.2~\mu m$ 孔径的静脉输液过滤

器,可过滤静脉液体中的空气、颗粒物和微生物污染菌,有预防感染作用,且不影响输液流速。微粒过滤器与输液装置同步更换,附加的过滤器放置在距离导管插入部位最近处。

八、置管时皮肤消毒

(1) 采用卫生行政部门批准的皮肤消毒剂消毒皮肤。

(2) 消毒采用由穿刺点向外同心圆方式,环形无缝隙消毒,消毒范围符合置管要求。

(3) 消毒后皮肤穿刺点避免再次接触,消毒待干后进行置管操作。

(4) 消毒剂使用后、透明敷贴粘贴前,确保皮肤表面消毒剂已干燥。

九、更换敷贴

(1) 使用无菌纱布或无菌透明、半透明敷贴覆盖穿刺点。

(2) 穿刺点渗血是细菌生长繁殖的培养基。置管术后 24 小时常规更换敷贴,防止细菌生长繁殖。

(3) 每日评估穿刺点有无红、肿、热、痛及分泌物。

(4) 敷贴潮湿、松散或明显污染及时更换。

(5) 接触置管穿刺点或更换敷贴前严格执行手卫生。

(6) 新生儿擦身时,保护导管,保持导管及敷贴干燥。

十、防止导管内血栓形成

PICC 管腔内血栓形成是发生 CRBSI 的重要危险因素,血流中的菌落定植在导管内壁而导致感染。导管留置期间保持导管通畅,防止导管内血栓形成,避免 PICC 采血和输血,以免血凝块沉积或黏附于导管腔内。输液过程加强巡视,防止导管受压、打折或输液器与导管接头脱开造成导管内回血。脂肪乳、胃肠外营养液输注时,每 24 小时使用生理盐水预充液冲洗导管。中心静脉压监测,保持管道通畅及测压装置密闭,压力传感器每周更换一次。

十一、PICC 留置时间

出生后 UVC 置管 5～7 天,过渡至 PICC 置管可缩短 PICC 导管留置时间;尽快建立全肠内喂养,缩短肠外营养时间,缩短 PICC 留置时间。

十二、导管留置时间评估

每日对保留导管的必要性进行评估,不需要时应尽早拔除导管。新生儿确诊导管相关性血流感染应立即拔除导管。

十三、限制外周静脉置管

外周静脉穿刺适应证为静脉输注血液制品。

十四、循证医学不推荐的预防措施

（1）常规的导管尖端细菌培养。

（2）穿刺部位涂抹抗菌软膏。

（3）常规使用抗菌药物封管预防 CRBSI。

（4）全身抗菌药物预防 CRBSI。

（5）定期更换中心静脉导管预防感染。

（范家莉　李丽玲）

参考文献

[1] HAO-YUAN CHENG, CHUN-YI LU, LI-MIN HUANG. Increased frequency of peripheral venipunctures raises the risk of central-line associated bloodstream infection in neonates with peripherally inserted central venous catheters. J Microbiol Immunol Infect，2016，49(2)：230 - 236.

[2] LEGEMAAT MM, JONGERDEN IP, VAN RENS RM, et al. Effect of a vascular access team on central line-associated bloodstream infections in infants admitted to a neonatal intensive care unit：a systematic review. Int J Nurs Stud,2015,52(5)：1003 - 1010.

[3] TAYLOR JE, MCDONALD SJ, TAN K. Prevention of central venous catheter-related infection in the neonatal unit：a literature review. J Matern Fetal Neonatal Med，2015，28(10)：1224 - 1230.

[4] DANA L. CRAVEN, BNut&Diet, APD. Evidence Summary. Peripherally Inserted Central Catheters（Neonates）：Maintenance to Reduce Bloodstream Infections. The Joanna Briggs Institute EBP Database，JBI@Ovid. 2018；JBI19642.

〔 5 〕DANA L. CRAVEN, BNut&Diet, APD. Evidence Summary. Peripherally Inserted Central Catheters（Neonates）: Dressing of Insertion Site. The Joanna Briggs Institute EBP Database, JBI@Ovid. 2018; JBI19643.

〔 6 〕PIRES D, SOULE H, BELLISSIMO-RODRIGUES F, et al. Hand hygiene with alcohol-based hand rub: how long is long enough?. Infect Control Hosp Epidemiol, 2017, 38（5）: 547 - 552.

第十章

新生儿 PICC 常见并发症

第一节 PICC 静 脉 炎

一、静脉炎的概述与分类

静脉炎是静脉输液治疗中最常见的并发症之一，表现为静脉局部疼痛、红肿、水肿、局部条索状、硬结的炎性改变。美国静脉输液护理学会(INS)关于静脉炎发生的计算公式为：

静脉炎例数/周期静脉输液的总数 * 100% ＝静脉炎发生率(%)。

PICC 在留置过程中发生的静脉炎，包括机械性、化学性、细菌性以及血栓性静脉炎。

（一）机械性静脉炎

各种机械刺激损伤静脉壁而出现的急性无菌性炎症反应多发生于头静脉，常发生在穿刺后 48～72 小时，表现为穿刺上方静脉，呈条索状改变伴红肿，严重时可触及硬结。

（二）血栓性静脉炎

导管型号与血管直径不匹配、穿刺时损伤血管内膜、封管操作导致导管内血栓形成。

（三）细菌性静脉炎

由洗手、皮肤消毒、置管、维护操作不规范所引起。

（四）化学性静脉炎

输注刺激性药物、pH 和渗透压超出正常范围、导管留置时间过长、导管尖端非中心位。

（五）美国静脉输液协会（INS）静脉炎分级标准

0 级：没有症状。

1 级：输液部位发红，伴有或不伴有疼痛。

2 级：输液部位发红和或水肿。

3 级：输液部位疼痛，伴发红和或水肿，可视或触摸到条索状静脉。

4 级：输液部位疼痛，伴有发红和或水肿，可触及静脉条索状物，长度大于 2.5 cm 伴脓液流出。

二、机械性静脉炎

机械性静脉炎是导管刺激血管内膜的无菌性炎症，发生于置管后 48～72 小时，1 周内最为多见，表现为穿刺点处沿静脉走向红、肿、热、痛。PICC 盲穿及留置时间是机械性刺激的主要因素。

（一）临床分型及诊断

1. 红肿型

沿静脉走向皮肤出现红、肿、疼痛、触痛。

2. 硬结型

沿给药静脉局部出现疼痛、触痛、静脉变硬、触之有条索感。

3. 坏死型

沿血管周围有较大范围肿胀形成,瘀斑达皮下组织。

4. 闭锁型

静脉不通,逐步形成机化。

(二)机械性静脉炎相关因素

1. 置管因素

① 置管中导丝、穿刺鞘、导管对血管壁反复摩擦引起血管内膜受损;② 送入导管速度不均匀,血管痉挛,血管内膜损伤,静脉瓣膜损伤;③ 血管内皮细胞破裂,释放组胺、缓激肽等炎性介质,血管通透性增加,炎性细胞聚集,局部水肿产生红肿疼痛;④ 导管通过静脉狭窄处、成角处,静脉血管解剖变异或血管痉挛均可出现导管置入困难,反复送管。

2. 置管部位

肘关节下及肘窝,肘关节屈伸运动肌牵拉与血管壁发生摩擦,刺激血管内膜,容易发生静脉炎;下肢置管较上肢容易发生机械性静脉炎与下肢静脉瓣多、血管壁受损、静脉回流受阻、置管长度有关。

3. 导管型号选择

导管型号与血管内径不合适,导管型号过大与血管壁频繁接触,导管对管壁的摩擦、撞击造成血管壁的痉挛和血管内膜的损伤,静脉壁发生炎性反应。

4. 肢体活动

置管侧肢体过度活动(特别是置管初期),肌肉收缩挤压血管,血管与导管发生摩擦,损伤血管内膜易致静脉炎。

5. 导管材质

硅胶、聚氨酯材质的 PICC 均可导致机械性静脉炎的发生,发生时间在置管后第 2～4 天。硅胶与组织相容性好,质地柔软,能有效减少对血管壁的摩擦撞击,静脉炎的发生低于聚氨酯。

6. 维护不当

导管固定不牢或消毒用力过大,牵拉导管。

7. 导管移位

导管置管后的位置漂移及非正常脱出,引起血管痉挛和血管内膜损伤。

8. 新生儿因素

过敏体质对导管材料发生变态反应,血管通透性增加,炎细胞浸润,出现红肿疼痛;血管充盈度不够,静脉管腔小,送管时导管与血管壁摩擦致静脉内膜损伤。

(三) 机械性静脉炎的预防措施

(1) 严格置管护士准入制度,操作者需具备专业培训及考核,具有扎实的静脉治疗理论知识和穿刺技术。

(2) 严格掌握 PICC 适应证和禁忌证,合理选择穿刺静脉,避开瘢痕、受伤、感染、曾经输注过高渗透性或强刺激性药物的血管,避免有病变的肢体静脉置管。

(3) 采取主动静脉治疗,血管未破坏之前选择 PICC

作为中长期输液工具。

（4）合理选择穿刺部位,避开关节活动处。

（5）选用小管径的导管,防止导管过粗引起血液流速减慢及导管在血管内形成异物刺激。

（6）使用无粉无菌手套,或在接触导管前冲洗干净手套上的滑石粉。

（7）置管后摄片确定导管位置是否正确。

（8）妥善固定导管,减少导管滑动对血管内膜的摩擦刺激。

（9）护士掌握静脉炎的临床表现,每班评估,早期处理。

（四）机械性静脉炎的处理

1. 水胶体敷贴

水胶体敷贴是由 90°纯化水和聚氨酯构成的薄膜类物质,主要成分是羧甲基纤维钠。作用机理:① 密闭的半透膜在皮肤表面形成低氧张力,刺激释放巨噬细胞及白细胞介素,促进局部血液循环,加速炎症消退;② 促使毛细血管生成,改善局部组织微循环,使组织接近正常生理状态,加快吸收渗出物,防止坏死;③ 溶解纤维蛋白,促进炎症物质吸收和代谢,减轻局部组织水肿,减轻疼痛。缩短创面愈合时间,缓解皮肤表面张力,抑制瘢痕形成。

2. 多磺酸粘多糖乳膏

促进血肿和水肿吸收,刺激受损组织再生,促进结缔组织恢复。

3. **热敷**

解除血管痉挛,扩张毛细血管,改善微循环。促进静脉内膜组织新陈代谢,缓解局部炎症反应,促进组织水肿消退。

三、化学性静脉炎

PICC 引起的化学性静脉炎较少见,主要表现为局部静脉的疼痛、肿胀,触及条索状静脉或有硬结、压痛,周围皮肤充血、红肿,持续 1～2 周逐渐消退疼痛缓解。色素沉着呈树枝状条索状改变,严重时发生静脉闭塞。

(一) 发生原因

(1) 正常血浆渗透压为 280～310 mmol/L,渗透压<240 mmol/L 的溶液进入血管后,水分子渗透至血管内皮细胞致细胞水肿、破裂引起静脉炎。渗透压>340 mmol/L 的溶液则使血管内皮细胞脱水而引发静脉炎。

(2) 正常血液 pH 为 7.35～7.45,pH<6 或 pH>8 的溶液对血管内膜造成损害。

(3) 置管前有外周静脉化疗史,血管内膜已经存在损伤,置管后更易引起静脉炎。

(4) 操作中使用有粉手套未充分冲洗干净,残留的滑石粉对血管刺激导致静脉炎。

(5) 导管接口处消毒时未将导管尾端开口朝下或反折,消毒液沿导管进入血管,引起化学性损伤。

(6) 导管材质过敏相关静脉炎。

（二）预防及处理

（1）PICC 置管前评估输液工具、穿刺部位、既往治疗史和药物使用情况，以及本次疗程、药物性质、新生儿血管条件。

（2）根据液体性质，合理地安排给药顺序，正确冲洗封管。

（3）严格掌握药物 pH、浓度及配伍禁忌，避免药物沉积。

（4）根据导管尖端位置合理使用药物，保证用药安全。

（5）置管和维护时佩戴无粉手套，或用生理盐水冲洗干净后再操作。

（6）置管与维护时消毒剂充分待干。

四、细菌性静脉炎

表现为穿刺点周围或上方的皮肤出现硬结，穿刺静脉红、肿、热、痛，症状严重时可伴发热。

（一）发生原因

（1）置管与维护操作不规范。

（2）输液装置或药液被污染。

（3）血液停留在导管内滋长细菌。

（4）新生儿免疫力低下。

（二）预防及处理

（1）操作人员手卫生，严格无菌技术，PICC 维护符合标准。

（2）严密观察穿刺点有无异常，早发现早处理。

（3）穿刺部位有脓性分泌物，做分泌物细菌培养，外周血培养，对症用药。

（4）合理使用抗生素，遵医嘱拔管。

五、血栓性静脉炎

血栓性静脉炎指静脉腔内的急性非化脓性炎症伴血栓形成，病变累及四肢浅静脉和深静脉，表现为置管肢体肿胀、麻木、皮肤颜色改变。出现上述症状立即行血管超声协助诊断。

(一) 发生原因

（1）导管：血管直径与导管型号不匹配。

（2）静脉：头静脉前粗后细、静脉瓣多，进入腋静脉角度较大，高低起伏；肘正中静脉瓣多送管困难。

（3）其他：血管内膜炎症、增厚、损伤。

(二) 诊断及处理

（1）疑似血栓性静脉炎，行血管超声检查，判断血栓发生部位及范围。

（2）确诊后溶栓抗凝治疗，必要时行介入或外科手术治疗；禁止在患侧上肢输液并抬高上肢；不宜按摩患肢，以免栓子脱落；观察患肢温度、皮肤颜色、动脉搏动。

(三) 预防

（1）置管前评估新生儿既往病史和血管条件。

（2）满足治疗需要的情况下，选择最小型号的导管，减少导管与血管内膜的摩擦。

（3）准确测量置入长度,使导管尖端到达上腔静脉下 1/3,接近右心房。

（4）建议右侧贵要静脉置管。

（5）熟练穿刺技术,提高穿刺成功率和送管成功率。

第二节 PICC 穿刺点渗血

一、PICC 穿刺点愈合的基本过程

外力作用引起局部组织损伤或断离,通过细胞再生进行修复的过程称为创伤愈合过程。

（一）急性炎症期

PICC 置管第 1 天,伤口出血伴周围不同程度的炎症、渗出物、血凝块填充伤口,对伤口起到临时填充和保护作用。如果伤口无感染的现象,2～3 天后炎症会逐渐消退。

（二）细胞增生期

上皮组织修复经历上皮移动、细胞增生和上皮分化 3 个阶段。

（1）上皮移动:局部上皮受损后,基底层细胞由伤口周围向创面移动,伤后数小时上皮细胞分裂增生,逐渐覆盖创面。

（2）细胞增生：伤后 2～3 天，伤口底部和周边新生肉芽组织，直至皮下。无感染、创伤小的伤口，第 2 天上皮覆盖创面，第 3 天肉芽组织长满缺口。

（3）上皮分化：健康的肉芽组织填满伤口，其表面由再生上皮完全覆盖后增生停止，开始上皮化生。

（三）瘢痕形成期

经过细胞增生期，伤口初步愈合，肉芽组织中的成纤维细胞大量合成，分泌胶原蛋白，在细胞外形成胶原纤维，成纤维细胞逐渐变为纤维细胞。胶原纤维大量增加，毛细血管和纤维细胞逐渐减少，肉芽组织变成致密瘢痕组织。

二、PICC 穿刺点渗血原因

（一）全身因素

（1）新生儿自身因素：营养不良、贫血、哭吵等。

（2）营养状况：蛋白质和维生素在组织再生中极为重要。蛋白质、氨基酸、维生素 C、锌元素的缺乏均导致伤口渗血，延缓伤口愈合。

（3）血小板计数：血小板参与机体的凝血过程，释放纤维蛋白原等凝血因子。血小板减少，凝血机制被破坏，出血时间延长，穿刺点出血不止。新生儿血小板计数低于 50×10^9/L，应谨慎行 PICC 置管术，遵医嘱输注血小板，血小板计数上升后置管，置管前后做好充分的止血措施。

（4）肝功能异常：出凝血时间延长易引起出血。

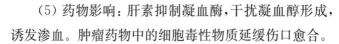

（5）药物影响：肝素抑制凝血酶，干扰凝血醇形成，诱发渗血。肿瘤药物中的细胞毒性物质延缓伤口愈合。

（二）局部因素

（1）局部血液供应：穿刺皮肤薄、弹性差、皮肤松弛、皮下脂肪少。

（2）感染伤口：感染增加了局部张力伴有大量渗出物，导致局部渗血。

（三）穿刺技术

（1）置管护士操作：反复穿刺，穿刺动作与送管动作生硬，血管和组织机械性损伤。

（2）穿刺套件选择：穿刺针及置管鞘型号管径粗，穿刺部位皮肤和血管损伤大，造成出血。

（3）穿刺点选择：穿刺位置靠近肘关节或肘下，活动时牵拉皮肤和组织影响伤口愈合。

（四）维护技术

（1）过于频繁换药，置管后消毒剂的刺激影响穿刺点愈合，诱发渗血。

（2）穿刺点血痂是机体本身对穿刺点的保护层，应使其自行脱落，维护过程中机械性剥离会破坏新的肉芽组织导致出血。

三、PICC 穿刺点渗血的护理

（一）置管前评估

（1）置管前了解新生儿血常规、出凝血时间及肝功能检查结果,排除 PICC 置管禁忌证,对血小板计数<$50\times10^9/L$、出凝血时间延长、严重肝功能损害的新生儿考虑暂不行 PICC 置管术。

(2)穿刺前了解新生儿静脉走向及静脉情况,评估血管的弹性及显露状况,选择弹性好、走向直的血管进针。

(二)置管关键点

(1)置管时减少穿刺次数及注意止血,穿刺后注意穿刺点渗血情况。

(2)评估新生儿血管情况,根据血管管径粗细选择合适的穿刺鞘和导管,避免组织损伤。

(3)肘关节下置管,建议从关节下 2~3 cm 处进针,皮下走行 0.5 cm 后再进入血管,不建议直接刺入血管,利于导管固定和减少穿刺点渗血。

(4)穿刺点不靠近关节,减少肘关节活动的伤口出血。争取穿刺一次成功,避免反复穿刺损伤血管。

(5)PICC 置管鞘拔出后,穿刺点局部按压止血 2~3 分钟,必要时延长时间。

(三)置管后关键点

(1)新生儿保持安静:置管后妥善安置新生儿,避免哭吵及肢体剧烈运动。

(2)观察穿刺点渗血情况:置管后 24 小时内评估穿刺点有无渗血,按需更换 PICC 敷贴。

(3)测量臂围变化:置管后每日定时测量臂围记录,班次间比较臂围变化,及时发现肢体肿胀,排除血栓可能。

（四）穿刺点换药

（1）PICC 穿刺点护理、换药操作步骤、消毒剂和敷贴选择遵照操作规范和指南。

（2）PICC 护理及换药护士接受过 PICC 维护培训且具备操作能力。

（3）PICC 换药，消毒力度不宜过重，以免破坏新生肉芽组织，导致伤口渗血。

（五）止血

（1）压迫止血。包括纱布及敷贴压迫止血、点压止血及弹力绷带加压止血。作用机制为小血管受损后局部血管收缩，血小板聚集填塞伤口有效制止出血。压迫局部渗血点，可堵塞皮肤与穿刺针之间的空隙，防止血液渗出。保持穿刺点局部清洁干燥，减少新生儿不必要的失血，预防感染。

点压止血法：穿刺点用示指和中指局部按压 30 分钟以上，凝血功能差的新生儿可以选用透明敷贴固定后指压穿刺点 10～30 分钟止血的方法，减少 PICC 置管术后伤口的出血。

小贴士

弹力绷带缠绕置管侧肢体加压包扎，适合组织松弛的新生儿。加压包扎法容易导致肢体肿胀，影响局部血液循环，必须定时查看，止血后及时去除。

（2）药物止血。明胶海绵是药用明胶，白色或微黄色、质轻软而多孔的海绵状物质,吸水但不溶于水,置于出血部位可吸收超过其自身重量多倍的血液。血液进入明胶海绵孔隙后,血小板迅速破裂,释放出血小板因子,促进血液凝固。明胶海绵有支架作用,可吸收穿刺点周围的渗血、渗液,使透明敷贴能够更好地固定导管,血块黏附于出血处而不易脱落,减少意外脱管发生。

第三节 PICC 穿刺点感染

一、感染因素

包括:置管与维护操作的无菌技术,操作者的穿刺技术,导管材质。

二、临床症状

穿刺点红肿、疼痛、硬结,常伴有脓性分泌物,一般无全身症状。

三、感染处理

(1)及时更换敷贴,增加更换频率。

(2)取穿刺点分泌物作培养,根据培养结果选用敏感抗生素。

(3)疑似导管相关血流感染时,抽取血培养,观察体温及局部情况。

四、感染预防

（一）加强培训

严格执行无菌技术操作原则，合理选择穿刺部位。

（二）导管选择

选择与组织相容性好的导管，减少感染发生。

第四节　PICC穿刺处渗液

置管穿刺处不明原因的渗液可分为：非感染炎症反应性渗液和感染炎症反应性渗液。非感染炎症反应性渗液主要为淋巴液、组织液和药液。

穿刺点渗液增加更换敷贴的频率，增加感染机会。

一、渗液原因

（一）纤维蛋白鞘形成

纤维蛋白鞘包裹部分导管，输液时液体流向发生改变，有少量液体从穿刺点渗出，表现为输液时穿刺点渗液。

（二）低蛋白血症

血浆胶体渗透压降低，体液向血管外渗出形成皮下水肿，液体顺穿刺点渗出体外。

（三）体内导管破裂

液体从导管破裂处沿穿刺点流出。

（四）淋巴管损伤

置管时损伤淋巴管，淋巴液沿导管流至穿刺处。

（五）穿刺点炎性感染或皮肤过敏

局部组织炎性反应表现为 PICC 穿刺点红、肿、热、痛或伴有脓性分泌物时可有穿刺点渗液。局部组织变态反应表现为局部皮肤皮疹伴发痒或水疱导致 PICC 穿刺点周围组织渗液。

二、预防

（一）评估新生儿基础疾病，纠正低蛋白水肿

置管前全面评估，包括病情、血管条件、治疗方案、适应证、禁忌证和风险评估等。了解既往病史。积极治疗原发疾病，症状缓解后置管，减少 PICC 穿刺点渗液的发生。

（二）置管穿刺不宜过深，避免损伤淋巴管

置管人员加强培训，掌握解剖结构，熟悉血管的走向，避免误伤组织和淋巴管，提高一次置管成功率。

（三）妥善固定导管，避免导管在穿刺处移动

导管维护规范，消毒后待干，无张力粘贴透明敷贴时，皮肤、导管和敷贴三者合一，高举平台法固定连接器及输液接头。

三、处理

（1）输注白蛋白、血浆制剂，提高血浆渗透压。

（2）置管穿刺点无菌敷贴压迫，弹力绷带加压包扎，敷贴浸湿后及时更换。

（3）记录导管渗液情况。

第五节 PICC 堵 管

一、概述

导管堵塞是长期留置导管最常见的并发症之一，指血管内的导管部分或完全堵塞，导致液体或药液输注受阻。导管堵塞分为机械性、非血栓性和血栓性三型。研究表明导管堵塞中 16％为机械性因素，27％为非血栓性因素，57％为血栓性因素。国内文献报道 PICC 导管堵塞发生率为 0.38％～6.22％，国外报道为 3.09％～9.9％。

机械性因素包括输液装置的扭结，导管打折或压迫，导管被夹闭；非血栓性导管堵塞是由机械性堵塞所致，如导管位置不当、导管发生异位、导管尖端贴于血管壁、导管尖端纤维蛋白鞘形成、药物或矿物质沉淀、肠外营养的脂类聚集等；血栓性导管堵塞由导管内部或周围血凝块形成的血栓所致。

二、临床表现

输液泵堵塞报警，注射器无法抽出回血，生理盐水推注有阻力。检测中心静脉压波形不明显,外露导管上附有凝固血液。纵行剖开导管远端,可见导管内壁附有血凝块。

三、导管堵塞判断标准

0级:回抽见回血,血液内无肉眼能见血栓,推注液体顺利。

Ⅰ级:回抽见回血,血液内有肉眼能见血栓,血栓抽出或取出后,推注液体顺利。

Ⅱ级:回抽未见回血,注射器推注液体有阻力,经尿激酶溶栓,推注顺利。

Ⅲ级:回抽未见回血,注射器推注液体推不动,经尿激酶溶栓,推注顺利。

四、PICC 堵管的类型与原因

(一) 血栓性 PICC 堵塞

血液随新生儿运动、胸腔内压力增高或导管异位而反流入导管,管腔内形成血凝块或血栓。

1. 血栓性导管堵塞常见类型

(1)导管内栓塞:血液凝固在导管管腔内,不完全或完全堵塞。

(2)纤维蛋白鞘:导管留置时间长,血液不断冲击导管头部,纤维聚集在导管出口处,纤维蛋白在导管头部形成蛋白鞘套,形成单向"瓣膜",表现为只允许液体输注,而无法从导管回抽液体,或液体经导管尖端流出,药液沿

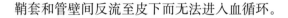

鞘套和管壁间反流至皮下而无法进入血循环。

小贴士

如何预防及处理导管尖端纤维蛋白鞘和血栓形成？

纤维蛋白鞘是在置管后几小时内就可能出现的一种不能溶解的蛋白质，紧紧贴附于导管表面，发生的概率高达 55%～100%。漂浮在导管尖端的尾状纤维蛋白可致回抽困难；纤维蛋白鞘可阻碍输液，致所输注液体回流，出现穿刺点渗液；纤维蛋白鞘可成为细菌生长的培养基而引发感染。操作者在穿刺过程中应动作轻柔、缓慢送管，以减少对血管内膜的损伤，对易形成血栓的患儿考虑预防性应用抗凝剂，如用肝素盐水预冲 PICC 导管可有效预防置管时血栓及纤维蛋白鞘形成。

2. 血栓性堵管原因

（1）PICC 冲封管不到位：手法不规范是血栓性堵管和药物沉积性堵管最常见原因。推注时未采用脉冲冲管和正压封管手法，导管腔内未达到正压，血液反流堵塞导管。

（2）冲封管不及时：未定时或及时冲管，导致血液反流。

（3）上腔静脉压力增高：新生儿哭吵，血液反流至管腔引起导管堵塞。

（4）导管异位：排除冲封管因素，仍频繁出现堵管现象，建议拍摄 X 线胸片，确定导管尖端位置，有无导管异位。PICC 异位至颈内静脉，导管尖端朝上，血液反流至导管引起 PICC 堵塞。导管尖端位置过浅,异位于左右头臂静脉时易紧贴血管壁,造成血液反流,堵塞导管。

(二) 药物沉淀导致的 PICC 堵塞

输注多种不相容药物没有冲管或冲管不彻底,易在导管内形成药物沉淀引起管腔狭窄导致堵塞。

输注的药物浓度过高产生结晶,如长期静脉输入高营养、高渗性、高 pH、高刺激性、高浓度药物。药物分子颗粒大、黏稠度高、输液速度慢,易在导管内沉淀引起管腔狭窄、阻塞,发生堵管。

肠外营养液中的脂肪乳等高黏度大分子药物易在导管内沉淀,造成脂肪乳沉积、管壁内蜡状沉淀,发生导管阻塞。

(三) 机械性 PICC 堵塞

1. 装置因素

导管体外部分打折、输液装置调节器关闭、PICC 尾端接头与输液器接头连接处固定不妥、导管内无持续性液体输入导致血液回流。

2. 患儿因素

肢体过度活动、新生儿哭吵牵拉导致接头松动或脱出。

五、PICC 堵管预防

(一) 加强专业技术培训

(1) 加强 PICC 置管评估和维护质量控制,规范置管维护流程。

（2）PICC置管前评估新生儿病情和血管条件，选择静脉瓣少、血管粗直、路径短的静脉；根据血管管径选择合适的导管；提高一次性穿刺成功率，减少穿刺对血管内膜的损伤，减少纤维蛋白鞘；导管尖端中心化，避免血栓性静脉炎。

（3）脉冲式正压冲管作为岗前理论与实践培训内容。

（4）每日使用前评估导管功能状态。

（5）输液前后用生理盐水预充液2～3 mL脉冲式冲洗导管。

（二）PICC的观察与维护

1. 观察导管通畅情况

输液巡回观察液体的剩余量，及时更换液体；设置输液泵、注射泵报警值，输液泵报警及时处理；液体滴入不畅，切勿用力挤压导管，避免将小凝块冲入血管导致血栓。定期脉冲冲管和使用螺纹输液接头是预防导管堵塞的关键。

2. 防止导管折叠、扭曲、夹闭

输液泵显示堵塞报警时，检查导管是否受压、输液夹是否打开、导管体外部分有无被夹闭等。

3. 导管固定

无张力性粘贴，粘贴时注意导管摆放角度。固定时考虑新生儿的舒适度，模拟新生儿肢体的运动，正常生理姿势屈曲位，观察导管有无打折。

（三）导管尖端位置的确定

置管完毕及时拍摄X线胸片，确定导管尖端是否在上腔静脉下 1/3 近右心房,导管尖端位置过浅易造成导管漂移异位引起堵管。导管留置期间维护手法统一规范仍然发生堵管,应立即摄片观察有无导管漂移或异位至颈内静脉。

(四) 非导管因素的堵管预防

1. 精密输液器的使用

PICC 新生儿建议使用精密输液器,过滤不溶性微粒,减少导管堵管发生。输液微粒是输入液体中存在的非代谢性颗粒杂质,直径为 $1\sim15\ \mu m$,微粒随药液进入导管内可致导管堵塞且不易溶解;进入血液后,可致红细胞聚集形成血栓,引起栓塞或静脉炎。普通输液器采用的输液过滤介质孔径一般在 $15\ \mu m$,对 $6\sim10\ \mu m$ 的微粒截留几乎没有作用,精密过滤输液器的终端过滤器采用 $3\sim5\ \mu m$ 孔径的过滤介质,可以滤除药液中 90% 以上的不溶性微粒,阻碍不溶性微粒进入人体,$3\ \mu m$ 孔径的精密输液器效果比 $5\ \mu m$ 孔径的精密输液器更显著,可有效阻止微粒进入导管或人体。

2. 无针输液接头的使用

建议 PICC 的连接装置使用无针输液接头。无针输液接头无针连接,不会将橡胶微粒带入导管和体内,无针刺伤;锁扣式连接,不会因输液接口与 PICC 接口断落而发生堵管。

3. 输液巡回与冲管

护士每小时观察液体的剩余量是否正确,及时发现输液不畅,排除堵管,每 24 小时冲洗导管 1 次,药物之间用生理盐水冲管,避免药物或血液堵塞管腔。

小贴士

预充式导管冲洗器较手工配液冲、封管显著降低导管相关性血流感染、堵管发生率,延长外周或中心静脉导管保留时间;降低医护人员针刺伤发生率并缩短医护人员冲、封管操作时间。

4. 高浓度药物和药物配伍禁忌

TPN 输注后,溶质极易黏附在管壁周围,出现结石样堵塞,高黏度大分子药物如甘露醇、脂肪乳剂输注后及时冲管。

5. 小剂量肝素连续输注

TPN 液中加入低剂量肝素(0.5 IU kg/h)预防 PICC 阻塞。导管在静脉中放置时间与阻塞风险相关,肝素可降低导管阻塞风险。血栓形成之前,TPN 液中添加低剂量肝素可抑制纤维蛋白鞘形成,从而防止导管阻塞。

小贴士

肝素使用前需评估早产儿有无出血倾向,如颅内出血、疑似败血症、血小板减少、弥漫性血管内凝血。

六、PICC 堵管的护理

溶管液的选择基于堵管液机制:血凝块堵管使用溶栓剂尿激酶;脂质体堵管使用 50%～70% 乙醇;CT 或

MRI 造影剂堵管使用 8.5% 碳酸氢盐；碱性药物堵管使用酸性溶液；酸性药物堵管使用碱性溶液。

尿激酶溶栓是最常见疏通 PICC 方法，溶栓效果最佳时间为导管堵塞 24 小时内。尿激酶是高效的血溶解剂，具有抗栓、溶栓作用，不良反应小，直接作用于内源性纤维蛋白溶解系统，催化裂解纤溶酶原成纤溶酶发挥溶栓作用。尿激酶用量小，作用于导管内不参与体循环，不良反应少，是安全、有效的导管疏通方法。

(一) 三通负压溶栓法

通过调控阀门回抽注射器形成负压，控制和改变液体流向。

(1) 将新生儿手臂放在低于心脏水平，PICC 导管连接三通接头，使三通开关处于关闭状态。

(2) 三通的直臂连接 10 mL 以上的空注射器。三通另一接口连接吸有 2 mL 尿激酶稀释液（尿激酶浓度 5 000 U/mL）的 5 mL 以上的注射器。

(3) 打开三通开关，方向与空注射器相通，回抽空注射器，使 PICC 导管内形成负压。

(4) 将连接空注射器的三通旋至关闭，同时打开连接吸有尿激酶稀释液注射器的三通口，利用负压将药液自动吸进导管保留 20～30 分钟，溶解导管内的血栓。

(5) 若一次不能复通，重复上述操作，直至回抽见到回血，回抽 2～3 mL 血液弃掉，用生理盐水冲管后进行静脉输液治疗。

（二）注射器负压吸引法

将尿激酶稀释成 5 000 U/mL，用 10 mL 注射器抽取 5 000 U/mL 的尿激酶 2 mL，排净空气后直接与 PICC 导管连接（去掉输液接头），回抽注射器 5～6 mL 后，使导管内产生负压。夹闭导管或反折导管尾端，分离注射器，排净空气后连接导管，回抽注射器，利用导管内负压进行药品交换，将尿激酶溶液置换进导管，保留 15～30 分钟后抽吸导管，通畅后，抽出 2～3 mL 血液弃掉，生理盐水以脉冲的方式冲洗导管后静脉输液治疗。

（三）改良式的负压再通法

10 mL 以上的空注射器抽吸 PICC，使导管内形成负压，拔出空注射器后保证负压存在，再连接吸有 1 mL 尿激酶稀释液的 10 mL 注射器，利用负压将药液自动吸进导管保留 2～4 小时。1 次未能复通，重复上述操作，直至回抽见到回血，回抽 2～3 mL 血液弃掉，使用生理盐水以脉冲方式冲洗导管后静脉输液或用肝素盐水封管。

小贴士

由于 PICC 横截面积小，三通形成的负压也相对较小且固定，导管完全堵塞时不能将尿激酶全部回吸，导致尿激酶与血液接触的量小，从而影响再通效果。三通再通法操作相对复杂，常见三通阀转向错误，影响溶栓效果。直接用 10 mL 注射器和导管连接，护理人员回抽尿激酶注射器可以通过自己的调控适当加大力度，使导管内形成理想的负压状态。

（四）注意事项

（1）尿激酶应以无菌生理盐水或注射用水稀释,每毫升含尿激酶 5 000 U。

（2）尿激酶注射液注入导管待血栓溶解后,应将注射液全部抽出,防止血栓和药物进入体内。

（3）导管内注入的尿激酶注射液时量不宜过多,充满导管即可,避免新生儿引起出血等不良反应。

（4）尿激酶注射液现配现用。

第六节　导管相关性静脉血栓

一、概述

导管相关性静脉血栓指由于导管的置入或导管尖端对血管内皮引起的机械性和化学性损伤导致静脉内出现血栓。

二、导管相关性静脉血栓分类

（一）成纤维细胞鞘

成纤维细胞鞘通常不会黏附在血管内壁上,但可覆盖整根导管,超声显示像袖套包裹在导管表面,影响导管功能。

（二）静脉血栓

"外周"或"近端"（靠近导管入口部位）血栓可造成堵管，由于插管处静脉内皮受损或穿刺血管直径和导管直径比值不均衡（导管占据血管内径超过 1/3，血流缓慢，增加血栓的风险）所致。

"中心"或"远端"血栓（靠近导管尖端）涉及上腔静脉和（或）无名静脉，通常与不正确的导管尖端位置有关〔例如：当尖端距离上腔静脉与右心房连接处过远时，或与静脉壁直接接触导致机械性和（或）化学性损伤〕。主要表现为持续性的回抽障碍或导管能够输注液体但无法回抽血液。发生堵管时，通常伴有上腔静脉综合征。

三、血栓形成的机制

1845 年德国病理学家 Virchow 提出血栓形成机制三大要素学说。

（一）血管壁损伤

血管内皮细胞抗栓和促栓机制失衡。内皮细胞损伤暴露胶原蛋白，促进血小板的黏附、集聚、活化；血小板释放血栓素，血管壁痉挛，促凝活性增强，抗凝活性下降；纤维蛋白聚集白细胞、红细胞形成血栓。

（二）血流缓慢

血流缓慢停滞形成漩涡，血小板与内皮细胞接触机会增加，内皮细胞由于缺氧发生变性坏死，局部凝血因子、凝血酶浓度增高，血栓形成。血流缓慢导致血黏度升高,加重血流缓慢,凝血因子局部堆积,单核—巨噬细胞系统清除作用受限,形成静脉血栓。

（三）高凝状态

血液高凝见于肿瘤、弥散性血管内凝血（disseminated intravascular coagulation，DIC）、创伤、长期服用激素等情况。血小板数增高、凝血因子含量增加、抗凝血因子活性降低造成血管内异常凝结形成血栓。

四、临床表现

（一）疼痛

最早出现的症状。血栓激发静脉壁炎症反应和血栓远段静脉急剧扩张,刺激血管壁内神经感受器所致。下肢深静脉或下腔静脉血栓多出现在小腿腓肠肌、大腿、腹股沟等区域,多为胀痛、疼痛性痉挛、紧张感,卧床或抬高患肢可缓解。

（二）肿胀

常为单侧肢体肿胀,上腔静脉血栓表现为头颈部及上肢水肿,下腔静脉血栓表现为下半身及下肢水肿。患肢肿胀的发展程度应每日测量,并与健侧下肢对照,对深静脉血栓确诊具有较高价值;小腿肿胀严重时,组织张力增高。

（三）皮肤

血液回流受阻,患肢皮肤呈紫红色,皮温升高。

（四）全身反应

体温升高一般低于38.5℃、心率增快、白细胞计数升高。

（五）肺栓塞

下肢深静脉血栓最严重的并发症。血栓脱落导致肺动脉栓塞，表现为呼吸困难、咯血、心跳呼吸骤停。

（六）血栓后综合征

表现为肢体沉重不适、肿胀、活动后加重，伴有浅静脉曲张、皮肤色素沉着、增厚粗糙、瘙痒、湿疹样皮炎、经久不愈或反复发作的溃疡等。

五、临床检查

（一）血液检查

D-二聚体升高，表明有血栓激发的继发性纤溶反应，提示机体内有血栓形成。

（二）超声多普勒

疑似症状（置管侧手臂疼痛或水肿），配以超声检查确认。肢体血栓可通过加压超声成像（compression ultrasonography，CUs）（即血栓血管对比正常充盈的血管抗压缩性程度）获得可靠和精确的诊断。血栓形成后最初几天，超声通过阻塞管腔内的高回声结构，观察血栓及血栓累及的范围。超声多普勒是判断静脉血栓的首选确诊性检查。

（三）CT静脉造影和肺动脉造影

明确下肢深静脉、下腔静脉及肺动脉血栓情况，是诊断下肢深静脉血栓的重要方法。

六、鉴别诊断

（一）肢体动脉栓塞

突发性疼痛，感觉异常，脉搏消失，皮肤颜色苍白，皮温降低。

（二）急性弥漫性淋巴管炎

肢体肿胀，无浅静脉曲张，可有高热、皮肤发红、皮温升高。

（三）成纤维细胞鞘

机体对血管装置的病理生理反应，是一种"异物反应"。导管的表面作为机体异物，被巨噬细胞的肝蛋白覆盖，细胞附着在导管表面，成纤维细胞不断分化形成细胞网，转化成结缔组织，表现为回抽血液困难。成纤维细胞鞘由结缔组织形成，使用肝素或溶栓剂输注无效，考虑拔管。拔管时，纤维蛋白会短暂停留在血管内（可能 24～48 小时），然后被血管壁吸收。

七、血栓形成原因

（一）导管型号与血管直径不匹配

PICC 管径与血栓形成的风险相关，导管留置在血管内，漂浮在血液中，频繁对血管内膜产生碰触摩擦，引起血管内膜反应性炎症，损伤血管内皮，诱发血栓形成。

（二）导管材质

聚四氟乙烯或聚乙烯材质导管相对较硬，置管过程和置管后对静脉内膜和静脉瓣的机械损伤较强。血管内皮细胞破损后血小板、纤维蛋白原等凝血物质聚集形成血栓。

（三）穿刺技术不熟练

反复穿刺血管与送管，血管内膜损伤，形成血栓。

（四）置管

导管置入后，穿刺处血管内膜损伤，纤维蛋白在导管内沉积，导管周围形成纤维蛋白鞘，细菌附着，形成血栓。

（五）新生儿自身

早产儿血液高凝状态，血小板聚集功能增加。

（六）治疗

化疗当天放置PICC，强刺激性的化疗药物加重血管内膜损伤，血管在短时间内受到两次打击，增加血栓风险。

（七）导管异位

导管异位于同侧颈内静脉、胸外侧静脉，置管侧肢体肿胀，血流缓慢，血栓形成。

八、导管相关性静脉血栓的预防

（一）评估

置管前全面评估是防止静脉血栓形成的基础。评估病史、血栓史、血管外伤史、血常规、凝血常规。血小板、纤维蛋白或D-二聚体数值异常慎重考虑PICC。必须放置PICC时，须落实血栓预防的干预措施。

（二）选择合适的血管

上肢 PICC 置管静脉最佳选择为贵要静脉，其次为肘正中静脉，最后头静脉。贵要静脉粗直、静脉瓣少；肘正中静脉个体差异较大，静脉瓣较多；头静脉前粗后细，进入无名静脉时角度较小，高低起伏，增加送管难度，导管易反折或打折。优先选择右侧静脉路径，左侧静脉路径较长、较弯曲，置管难度增加。避免在近期形成血栓的同侧肢体或附近区域放置 PICC。

（三）选择合适的导管型号

满足治疗的情况下尽量选择最小型号、最少腔隙的导管；建议选择超过导管管径 3 倍的血管进行置管。

（四）提高穿刺技术

PICC 置入须由经过系统培训并获得 PICC 执业资质的专业护士操作，穿刺时使用无粉手套，动作轻柔、准确。送管困难时，不能强行送管，可调整新生儿体位或退出导管少许，一边用生理盐水冲管一边送管。

（五）尖端位置

确保导管尖端位置靠近上腔静脉与右心房连接处，并且尖端方向朝下（操作过程中可采用腔内心电图定位），尽可能安全且精确地确认导管尖端位置。

（六）妥善固定

准确测量导管体外长度，防止导管尖端位置过浅发生异位；适当约束，防止导管随肢体过度活动刺激血管内膜，减少对血管内皮的摩擦。

（七）规范导管维护技术

输液过程中保持液体输入通畅，防止血液回流；输液结束采用正确的冲封管技术；注意药物间配伍禁忌。

九、导管相关性静脉血栓的处理

（一）无症状血栓

不影响导管功能，无须拔管。

（二）有症状血栓

（1）遵医嘱给予合适剂量的低分子肝素抗凝治疗。血栓急性期，拔管是危险的，移除附有新鲜血栓的导管可能有血栓脱落造成肺栓塞的风险。

（2）血栓伴发导管相关性感染时，导管不再使用或无法再使用时，血栓足够稳定，则拔管。导管带有高回声血栓，和（或）血栓至少发生 7 天以上，和（或）超声检查中，血栓稳定地黏附在静脉壁上，可以相对安全地拔管。如果导管形成消声或低回声血栓，或血栓仅发生几天，超声检查时血栓呈明显的"漂浮"状态，拔管有发生肺栓塞的风险。

（3）患肢抬高，不能揉搓患肢。

（4）观察患肢皮肤温度、颜色、肿胀情况，定期复查血管彩超，观察静脉血栓的转归。

小贴士

化学药物治疗会不同程度损害血管上皮细胞，使管壁变薄，弹性下降，静脉脆性增加，静脉萎缩变细，化疗后的静脉置管更容易出现静脉炎。建议在化疗前 1～2 天置入 PICC 导管,使机体有一个适应过程,以免导管本身和化疗药物双重作用于血管,增加静脉炎和静脉血栓的发生率。

第七节　膈神经受损及膈肌瘫痪

一、病因

锁骨下静脉的导管尖端液体渗出刺激膈神经;血栓形成导致锁骨下静脉扩张压迫膈神经。

二、症状

呼吸困难与 X 线胸片发现膈肌持续性抬高。

三、诊断

X 线胸片、超声和透视诊断膈神经受损或膈肌瘫痪。

四、预防

导管置于上腔或下腔静脉中。

第八节　胸 腔 积 液

胸腔积液是 PICC 严重并发症之一。新生儿尤其是早产儿,随着体质量增加,身体长轴的增长,原 PICC 导管的尖端将由上腔静脉漂移至右锁骨下静脉,由于右锁骨下静脉血管内径较上腔静脉血管内径小,高渗液体和刺激性药物不能快速充分稀释,极易损伤血管内膜致血管通透性增加,导致胸腔积液。

一、发病机制

（1）置管过程中或置管后血管穿孔。

（2）导管尖端或栓子阻塞胸导管或侵入淋巴管致逆行回流。

（3）中央静脉导管逆行进入淋巴管。

（4）导管尖端与血管壁的接触导致静脉被侵蚀。

（5）血管内膜损伤导致血管通透性增加和血栓形成。

（6）高渗液体的输注导致血管壁受损而致液体渗漏。

二、发病原因

（一）导管异位

1. 血管的选择、置管体位、测量误差

导管异位是 PICC 置管后致新生儿发生胸腔积液的主要原因,导管异位与血管的选择、新生儿置管体位及操作时测量产生的误差等相关。

2. 小儿生长发育

成人生长基本停止,上腔静脉的长度不存在因生长发育而发生改变,新生儿每月体质量增长 0.7～1 kg,身长增长 3～4 cm,身体长轴的自然生长或体位改变,伴随导管尖端移动,由上腔静脉漂移至右锁骨下静脉。

（二）输注高渗性液体

导管未送入上腔静脉、生长发育导致导管漂移、葡萄糖浓度＞12.5％,导管尖端静脉压力增高,局部静脉通透性升高,肠外营养液渗入呈负压的胸腔,出现胸腔积液。液体 pH＞8 或 pH＜4,渗透压＞900 mmol/L 时,可导致药液外渗。

（三）置管时间

新生儿生后内环境不稳定,血管壁薄而通透性高,易造成液体渗出至血管外。

三、症状和体征

症状和体征因积液的多少、积液形成的速度、新生儿的大小和静脉受损的程度而不同,有时可因为积液发生缓慢而被原有的心肺疾病所掩盖。症状和体征包括：呼吸困难、积液侧呼吸音减弱、软组织肿胀、导管无回血。

四、处理

（一）停止经导管输注液体

新生儿病情变化快,诊断性胸腔穿刺抽出乳白色液体,尿量减少,考虑 PICC 液体渗漏,应立即停止 PICC 输液,改用外周静脉治疗。

（二）通知医生

（三）紧急 X 线胸片及超声检查

频繁的呼吸暂停或明显的呼吸费力症状，SpO_2 不能维持正常范围，肤色苍白晦暗，首先解决通气不足，给予气道支持。拍摄 X 线胸片，查找呼吸困难原因，排除并发肺炎或肺部炎症加重，确定 PICC 导管位置，观察有无胸腔积液。

（四）抽吸渗出液体

准备胸腔穿刺用物，将积液位于胸腔最低处，术后观察呼吸困难有无改善，SPO_2 有无上升。

（五）X 线胸片随访

五、护理与预防

（一）合适的血管置管与合适的置管时间

首选右下肢置管。新生儿生后首选脐静脉置管，待 72 小时内环境稳定后 PICC 置管。

（二）导管尖端定位准确

导管尖端位置与并发症发生有密切关系，外部测量不能准确显示体内静脉的解剖，置管后通过胸部 X 线片确定导管尖端位置。X 线胸片联合超声心动图是评估新生儿 PICC 尖端位置的最新进展。美国输液护士协会（INS）实践指南指出：经上肢静脉路径置入中心静脉导管，尖端应位于上腔静脉与右心房连接处；经下肢静脉置入，尖端应位于下腔静脉内，高于横膈膜水平。新生儿体位分别摆放为上肢内收 90°、上肢自然下垂、外展 90°、上举 180°,导管尖端上下移动范围约 0.3 cm。为准确判断导管尖端位置,X 线胸片拍片时要保持新生儿上肢外展 45°和下肢屈曲体位。

(三)PICC 导管妥善固定

1. 置管后

敷贴边缘超出圆盘边缘,置管后将免缝胶带横向固定圆盘,避免圆盘滑动导管被带出。圆盘上方交叉固定,外露导管呈 S 形,圆盘固定在穿刺点下方,活动度较多的新生儿适当固定穿刺侧肢体。

2. 日常维护

每日交接班监控并记录 PICC 导管体外长度,更换敷贴时防止导管脱出。脱出后立刻行 X 线胸片或超声检查定位。穿刺侧肢体适当约束,避免导管在血管内来回移动,导致导管与血管壁的机械性摩擦及肌肉对血管壁的挤压、血管内膜损伤、液体外渗。

(四)密切关注新生儿病情变化

密切观察 PICC 新生儿病情变化,注意胸部有无隆起,肺部听诊,观察呼吸变化;反复潴留,喂养不耐受;严重和频繁发作呼吸暂停,血氧饱和度下降,呼吸困难且呈进行性加重;肤色苍白、四肢末端循环差。

(五)定期 X 线随访

胸腔积液与 PICC 尖端迁移至非中心位置相关联,建议在置入后 1 周开始每周随访 X 线胸片,监测导管尖端的位置,识别风险。

第九节　心肌穿孔、积液或填塞

一、概述

心肌穿孔发生平均时间为置管后3天。通过回顾性的分析研究发现,心包积液可发生于导管留置的任何时间,导管的尖端位置主要是在心包侧,如果没有及时发现症状,就容易致心包积液、填塞或死亡。中心静脉相关死亡报告中,新生儿占20%。PICC最致命的并发症是心包填塞。PICC继发心包填塞的发病率为0.3%～2%,死亡率为62%～100%。

二、症状和体征

(1)心动过速或心动过缓:呼吸困难。

(2)脉压差变小:面色苍白或面色差。

(3)低血压:对复苏反应差。

(4)心音低钝:对胸外按压产生抵抗。

(5)心律失常:突发心血管和呼吸系统并发症。

(6)脉搏变弱:无脉电活动。

三、辅助检查

(1)X线胸片:X线胸片示心缘正常弧段消失,心影向两侧普遍扩大,心脏面积增大。

(2)心电图:心动过速、QRS 低电压、ST－T 改变和电交替,其中 ST－T 改变以 ST 段抬高多见,其次波倒置。

(3)心脏超声:剑突下或心尖部,心包出现液性暗区。

四、原因

(1)导管尖端触及心肌时刺激心肌收缩引起心肌受损,导致心肌穿孔。

(2)导管尖端直接接触心肌壁输注高渗溶液引起渗透性损伤。

(3)液体输注过快。

(4)导管尖端位于上腔静脉下端引起心肌损伤和液体输注心包中。

五、危险因素

(1)导管尖端位于心脏内。

(2)导管成角、屈曲接触心肌。

(3)四肢、头或颈的活动使得导管移位至心脏。

(4)错误的固定方式使导管移位。

六、处理

(1)立刻停止中心静脉给药,建立外周静脉。

(2)紧急 X 线胸片与超声心动图诊断检查。

(3)尽快建立通气。

(4)确定心包填塞后实施心包穿刺术,抽出的液体和输入的液体相符,把液体抽吸干净。此时心脏按压与使用肾上腺素往往无效。

(5) 将导管退至腔静脉的合适位置或作为中长导管,不需要时可拔除 PICC。

(6) 随访 X 线胸片和超声。

七、预防

(1) 置管前准确测量导管长度,两人核对。

(2) 置管后,X 线胸片检查,确定尖端在腔静脉和右心房交界处。

(3) 保持新生儿安静,避免手臂过度运动导致导管尖端位置改变。

(4) 每班确认体外导管长度是否正确,导管固定是否牢固。

(5) 超声心动图结合 X 线胸片观察导管尖端位置有无向右心房移动。

(6) 定期 X 线胸片随访,导管外管长度改变即刻 X 线胸片复位。

第十节　空　气　栓　塞

一、定义

空气栓塞是指空气进入静脉内形成空气栓子,气栓随血流经右心房到达右心室,如果空气量少,则随着心脏的收缩从右心室压入肺动脉并分散到肺小动脉内,最后经毛细血管吸收,损害较小。空气量大,气栓在右心室内阻塞肺动脉口,使血液不能进入肺内,气体交换发生障碍,引起机体严重缺氧甚至立即死亡。

二、原因

(1)输液管内空气未排尽;导管连接不紧。

(2)深静脉导管拔除后,穿刺点封闭不严密。

(3)加压输液、输血时无人守护。输完未及时更换药液或拔针。

(4)莫非氏滴管内液面过低或莫非氏滴管倒转。

三、临床表现

呼吸困难、严重发绀,听诊心前区可闻及响亮、持续的"水泡声",心电图呈心肌缺血和急性肺病的改变。

四、处理措施

(1)立即通知医生并配合抢救。

(2)取左侧卧位保持头低足高位。有助于肺动脉的位置处于低位,气体浮向右心室尖部,避免阻塞肺动脉入口。随着心脏的舒缩,空气被血液打成泡沫分次少量进入肺动脉内,被吸收。

（3）高流量氧气吸入，提高机体血氧浓度，纠正缺氧状态。

（4）中心静脉导管抽出空气。

（5）密切观察病情变化，对症处理。

五、预防措施

（1）输液前认真检查输液器质量，排尽输液器内空气。排气时莫非氏滴管内液面占 $1/3 \sim 2/3$，不低于 $1/3$，更换液体时用手轻轻挤压莫非氏滴管，使滴管上段输液器充满液体。避免莫非氏滴管倒转。

（2）输液过程中加强巡视，连续输液时及时更换输液瓶或添加药物；输液完毕及时拔针。

（3）深静脉导管拔除后，立即严密封闭穿刺点。

第十一节　导 管 异 位

PICC 异位指首次 X 线检查导管尖端位于腔静脉，留置期间导管尖端移行至腔静脉以外的位置（即继发性导管异位）。导管异位极易导致静脉炎、导管堵塞、静脉血栓等并发症，还可引起心律失常、血管穿孔、脑神经受损、心脏压塞等较为严重的并发症。PICC 异位早期可无症状，容易被忽视，当出现症状时重者可危及生命，应引起医护人员高度重视。

一、临床表现

PICC 导管固定良好，外管长度不变，X 线胸片报告导管尖端位置发生变化。

（一）导管回血

不明原因的导管反复回血，医护人员应注意排查导管尖端是否异位。

（二）输液滴速不畅、冲管困难

导管移位后打折或堵塞导管，导致输液不畅或冲管困难。

（三）肩部、胸部和背部水肿

导管异位后致静脉炎、静脉血栓或周围组织损伤有关。

二、PICC 移位的影响因素及干预措施

（一）胸腔压力、血流动力学改变及重力作用

剧烈的啼哭导致胸腔压力改变，颈静脉怒张，影响血流方向，导管尖端位置改变，发生导管漂移或脱出。头低脚高位会导致导管尖端向头侧漂移，引起头静脉置管的导管异位。责任护士在各项操作前进行新生儿疼痛评估并给予疼痛干预，避免哭吵。经上肢或头颈静脉置管，应减少头低脚高位时间；需要俯卧位通气治疗或者其他原因如臀红、喂养不耐受，需俯卧位的新生儿应密切关注导管尖端位置或尽量选择下肢静脉置管。

（二）活动

新生儿肢体运动时，导管尖端在血管内活动。肩关

节处于外展或内收、肘关节处于伸展或屈曲等不同姿势,均可导致导管异位。当肩关节处于内收时,由贵要静脉和腋静脉置入的 PICC 尖端朝向心脏方向移动,由头静脉置入的 PICC 尖端则远离心脏方向移动;当肩关节处于外展状态时,经上述两种途径置入的 PICC 尖端移动方向亦截然相反;经肘部以下血管置入 PICC,当肘关节屈曲时,导管尖端会向心脏方向移动;当上肢过度活动时,有可能导致经上肢静脉置入的导管尖端移出上腔静脉或进入心脏。过度地哭闹、活动、挣扎,可导致导管固定不牢、敷贴松动、导管部分滑脱使导管尖端发生异位。护理患儿时注重发育支持护理,减少病房声光刺激。使用鸟巢、抚触法让新生儿获得安全感并保持舒适安全的卧位避免肢体过多活动。

(三) 生长发育

与成人不同,新生儿具有生长发育迅速的特点,体重1 个月可增加 700～1 000 g,身长增长 3～4 cm,PICC 尖端因身体的自然生长逐渐移至上腔静脉的远端位置,发生移位。导管使用中,加强巡视置管部位及周围组织导管尖端位置动态监测,根据新生儿治疗计划合理选择输液工具,制订合理的护理计划并实施,尽早拔管等。

(四) 导管固定方式

各种原因造成的 PICC 敷贴松动,致使 PICC 部分滑脱而导致 PICC 异位。消毒液未干、穿刺点渗液、渗血,均可导致敷贴潮湿。导管留置期间应由专人维护,粘贴敷贴前保持穿刺部位皮肤干燥,敷贴松动卷边时应及时更换,圆盘固定在敷贴内,敷贴下不留空气。导管外露刻度为 0,将导管外露部分摆放呈 L 或者 C 形,外露长度≥2 cm 呈 S 形摆放。日常护理工作中,责任护士加强对 PICC 外露部分及敷贴的观察及巡视。科室根据最新行业规范或指南等修订本科室 PICC 维护流程,运用集束化护理措施提高新生儿 PICC 维护质量,减少因导管固定不佳而导致的 PICC 异位。

三、异位的好发部位、病理生理及伴随症状

根据导管尖端是否在上下腔静脉内,可将导管异位分为路径移位和位点异位。

(一) 路径异位

路径异位指导管进入颈内静脉、无名静脉、锁骨下静脉、腋下静脉或导管在血管中弯曲打折。根据成人腋静脉血液流速为 0.3 L/min,锁骨下静脉为 1.5 L/min,靠近心脏的血管内血液流速较高,远离心脏的血管内血流速度相对较低。高渗液体输入后导致血浆渗透压发生改变,血管内皮细胞因脱水变粗糙,血细胞发生聚集,刺激局部血管使静脉挛缩变硬,致使局部组织缺氧、缺血甚至坏死。PICC 导管尖端位于锁骨下静脉时容易引起静脉血栓及药物渗出。当 PICC 导管异位至颈静脉时,可引起颈肩部、胸部肿胀。

(二) 位点异位

位点异位包括导管尖端位置过浅,位于上下腔静脉远

端，或位置过深进入心脏。上腔静脉血流速度快，可将输注的药液迅速播散，对血管内膜刺激性小，确保静脉输液的安全性。PICC尖端位置过浅，增加导管尖端和血管壁的接触摩擦风险，导致血管内壁损伤，随即发生静脉炎、血栓和血管管壁破损穿孔；PICC置入过深诱发心律失常、心脏压塞等严重并发症。当导管位于腔静脉，导管尖端与血管壁平行，可减少导管在血管中的摆动，避免导管与血管壁接触。PICC导管尖端位于T1～T2水平，导管尖端处静脉压力逐渐增高，局部静脉壁通透性增高导致输液外渗，胸腔内呈负压状态，外渗的液体进入胸腔导致胸腔积液。

（三）因置管部位发生的导管异位

下肢置入PICC异位发生率低于上肢，与新生儿上下腔静脉解剖长度有关。下腔静脉导管的尖端除T12和L1外的L5以上至右心房入口的下腔静脉内都是安全位置。头静脉解剖结构特点，头静脉管腔从下向上逐渐变细，血管分支和静脉瓣较多，进入腋静脉处形成的夹角角度较大，容易发生导管异位。PICC穿刺部位不同异位时肢体肿胀的部位亦不相同，由上肢置入的PICC导管水肿常发生在置管侧肢体的上臂、腋下或肩胛处；由头皮静脉置入的水肿易发生在颈部；由下肢置入导管的水肿易发生在大腿根部及会阴部。

四、导管异位的预防措施

（一）加强质量管理及责任护士知识培训

新生儿病房内成立PICC专业小组，由取得PICC置

管资格证的护士担任。小组管理者及组员应定期对病房
责任护士进行相关知识培训,可使用案例查房、工作坊等
多种方法,提高被培训者的预见性思维能力。运用多种
管理方式对科室 PICC 质量管理,例如制订检查表、流程
管理等。

(二) 动态掌握导管尖端位置

1. X 线胸片

X 线胸片为最常用的导管尖端定位方法。X 线胸片
定位缺乏时效性且不具备动态跟踪功能,若导管在使用
的过程中发生异位,往往难以被及时发现。

2. 腔内心电图

通过导丝进入上腔静脉获取心房 P 波,根据 P 波形
态的变化探测 PICC 尖端的位置。该方法在新生儿中应
用具有一定局限性,且仅适用于预防原发性异位。

3. 超声

依据新生儿骨化及 PICC 导管超声显影特点,运用
超声波显示上、下腔近心段及导管尖端位置,全程实时监
测导管尖端位置,及时发现导管异位进行处理,可减少辐
射对患儿的影响,是目前比较理想的 PICC 导管尖端定
位途径。

4. 其他方法

新生儿 PICC 在体内留置的时间越长,尖端位置变
化越大,经头颈部和腋下置入 PICC 尖端异位和体重增
长的相关性较下肢更高。结合 PICC 首次定位,患儿体

重增长 40%、70%对应导管尖端出现 2 个、3 个椎体异位时是导管位置追踪的关键时机;当体重增长 100%时,导管可能移出上腔静脉,应考虑拔除或更换导管。

研究显示上肢导管异位发生率明显高于下肢,左上肢异位发生率高于右上肢,头静脉置管异位的发生率最高,下肢大隐静脉置管异位发生率最低。结合病理生理特点,根据血管条件、病情及治疗计划,优先选择右下肢大隐静脉、右上肢贵要静脉、左下肢大隐静脉、左上肢贵要静脉 PICC 置管。

五、导管异位的处理措施

获得监护人同意,评估治疗需求,结合导管异位后情况,判断是否拔出或调整导管。调整导管需依据导管异位部位、静脉、异位后的导管功能,调整后通过胸部 X 线胸片最终确定导管位置。

继发性导管异位与原发性异位不同。已留置的导管重新送入腔静脉将引起感染,可采用体位及配合手法复位:方法一,辅助新生儿坐位,边推注生理盐水边送导管,将导管随回流心脏的静脉血送入上腔静脉;方法二,头高足低位,头转向非置管侧,抬高穿刺上肢,肩部平面高于心房平面,PICC 导管借自身重力向下漂移,通过增加上腔静脉的回心血量及流速,导管被回心血流不断冲刷,促进其向下进入上腔静脉。生理盐水脉冲式正压冲管,由护士协助新生儿行点头运动(有创呼吸禁止),利用血流动力学及重力的协同作用,使导管向上腔静脉漂移。

六、注意事项

新生儿生长发育迅速,定期X线胸片观察导管尖端位置;再次拍片即摆放PICC定位片体位,同步观察导管尖端位置,避免反复暴露于X射线;导管尖端位于锁骨下静脉、肾静脉、腰升静脉拔至低位;导管尖端非中心位及时告知医生,调整液体渗透压与糖浓度,保护血管避免外渗。

第十二节 导 管 脱 出

一、概述

导管脱出是PICC置管并发症之一,根据其滑脱方向可分为体内滑脱与体外滑脱。

二、影响因素

(一) 管理因素

(1) 缺乏统一的培训与管理:我国开设PICC的医院较多,PICC培训需求很大,但相关的支持政策和制度较少,培训内容也没有统一的规定,培训资源缺乏,没有规范的培训步骤,导致培训后的结果不理想;护理人员经

PICC 专科培训后,在临床上实践操作缺乏监管,不当操作无法得到及时的纠正。

（2）PICC 质量监控方式不完善：忽略环节质量的监管。

（二）技术因素

（1）导管固定不牢,透明敷贴潮湿、浮起,导管自由进出。

（2）更换敷贴撕除方向错误或动作粗暴,导管被带出。

（3）PICC 外导管放置不当,被过度牵拉。

（4）PICC 敷贴更换时,消毒液未待干,敷贴粘贴不牢。

（三）患儿因素

上肢过度活动,导致经上肢静脉置入的导管尖端移出上腔静脉或进入心脏,或导致导管固定不牢、敷贴松动、导管部分滑脱。

三、注意事项

（一）固定预防

消毒后待干,酒精棉片擦拭脱碘,确保粘贴有效。妥善固定导管,确保导管不被周围物体牵拉,敷贴外导管二道固定。

（二）敷贴预防

按需更换,敷贴更换操作规范,确保导管不被带出。

（三）脱出处理

导管脱出后不可将脱出部分再送入体内。拍片定位，根据尖端位置决定导管处理方式。PICC 记录单更新导管信息，导管脱落原因分析。

第十三节 导管破损或断裂

一、定义

PICC 断裂是指各种因素引起的 PICC 导管部分或完全断裂。根据部位不同，导管破损或断裂分为体外与体内两种，发生率为 $0.2\%\sim9.7\%$，前者导致导管输注液外漏、继发感染，空气栓塞等问题；后者导致断裂的导管随血液回流进入人体循环，形成导管栓塞。栓塞的位置取决于导管断裂残端的长度、重量、材料和柔软度，可导致心肌穿孔或坏死、心肌梗死、心脏瓣膜穿孔、心律失常、心脏骤停及栓塞部位感染。

二、临床表现

（一）体内导管断裂

因导管栓塞表现为心律不齐、呼吸困难。

（二）体外导管破损或断裂

渗血、渗液、肢体肿胀。

三、原因分析

（一）导管因素

PICC 导管过度或者反复弯折,磨损导管内膜,导致导管破裂,或增加导管断裂的风险。

（二）置管因素

送管不畅时,沿置管鞘回撤导管,导管被置管鞘损伤,再次送入静脉后,导管在体内断裂。

（三）维护不当

（1）暴力冲管,导管发生体内或体外破裂。

（2）导管固定不妥,长期扭曲打折,易在扭曲打折处发生断裂。

（四）其他原因

（1）非耐高压导管使用了高压注射器进行加压注射。

（2）暴力拔管,导致导管断裂。

四、处理措施

（一）体外导管部分断裂

及时拔除导管。

（二）体内导管断裂

（1）立即在留置导管侧上臂的最高部位用止血带结扎血管,以阻止静脉回流同时不影响动脉血供为宜。

（2）立即通知医生,止血带应由医生取下。

（3）限制活动,置于头高足低位,避免导管残端阻塞新生儿肺动脉出口。

（4）立即摄 X 线胸片,确认导管断端位置。

（5）断裂在体内的导管取出方法: ① 静脉切开取出;② 在导管室用抓捕器取出;③ 开胸手术取出。

五、预防措施

（一）严格遵守操作规程

置管前生理盐水预冲导管,检查导管的完整性;用物准备时,避免将穿刺针或扩皮刀片与导管放在一起;修剪导管时,必须垂直将导管尾端修剪掉,不留毛边或斜边;正确使用切割器修剪前端开口的导管;穿刺针或穿刺鞘仍在血管内时,不能用力回拉导管或导丝。

（二）穿刺角度选择

适当减小导入鞘与皮肤的角度,加大皮下隧道内的导管与血管内导管的角度,减少导管折痕。

（三）正确固定导管

导管尾端与连接器摆成钝角,例如"C"形或"U"形,避免导管扭曲打折受损。透明敷贴固定导管,便于观察外露导管的完整性。

（四）正确冲管

推注药物遇有阻力及时查找原因,导管阻塞及时溶栓,严禁强行推注。非耐高压导管,禁止使用高压注射器。冲管和封管,均使用 10 mL 以上注射器。

（五）拔管评估

拔管有阻力,立即停止拔管,分析原因,对症处理。

X 线胸片明确导管尖端位置及导管路径。血管 B 超,排除导管相关性静脉血栓及导管与血管之间是否有粘连。拔除导管检查完整性,核对置管记录,记录拔出导管长度。

第十四节　拔　管　困　难

一、概述

导管留置期间与皮下组织或血管壁发生粘连,拔管过程中出现牵拉感、弹性回缩、拔出困难。处理不当会造成导管断裂、血管组织损伤甚至医疗纠纷等不良后果。

二、原因

（一）导管异位致静脉炎

非腔静脉管腔直径小、血流少、速度慢,输注高渗透压、pH 值低的药物时,刺激血管内膜炎性反应,导致导管与静脉内膜粘连,难以拔出。

（二）导管异位

导管异位于腋静脉、颈内静脉反折,静脉狭窄导致拔管有阻力。

（三）药物刺激致静脉炎

静脉中输入浓度高、刺激性较强药液,引起局部静脉壁化学炎性反应。静脉炎导致血液淤滞形成血栓,漂浮的导管与血管壁粘连,导致拔管困难。

（四）纤维蛋白鞘和血栓形成

导管留置时间过长,导管和皮下组织及静脉壁黏附,导管周围形成袖套样蛋白鞘,导管被纤维蛋白鞘包裹,血小板聚集发展为血栓。

（五）血管痉挛和血管收缩

拔管可使交感神经兴奋增强,反射性刺激迷走神经,引起血管痉挛和血管收缩,导致拔管困难。上肢与人体躯干平行时,腋静脉转弯处与锁骨下静脉是直角,上肢外展不充分,使腋静脉转弯处成角加大,导管通过此转弯处时形成阻力支点,增加滑动摩擦力,诱发血管痉挛,导致拔管困难。

三、拔管注意事项

（1）分析拔管困难原因,回顾患儿病史及置管史。

（2）拔管中遇到阻力切勿强行拔管,动作轻柔、缓慢,避免导管断裂。

（3）重视生长发育,定时、定期观察导管尖端位置,及时进行调整。

（4）严格导管留置时间,规范拔管。

（5）拔管困难行摄片定位、血管 B 超检查,评估是否有血栓、纤维蛋白鞘、导管打折,提高拔管成功率。

四、拔管困难处理

（1）体位配和手法拔管：置管侧手臂与身体呈 90°

外展,操作者握住靠近穿刺点导管,与血管平行,缓慢、轻柔往外牵拉导管。

（2）尿激酶溶栓拔管：导管内注入尿激酶,24 小时溶栓后拔管。

（3）穿刺点局部扩张拔管：穿刺点处结缔组织增生,考虑穿刺点组织与导管粘连,局麻下使用血管钳扩张穿刺点。

（4）导丝支撑拔管：将导丝放入 PICC,借助导丝缓冲力,减缓导管牵拉张力,将拔出导管。

（5）血管外科专家会诊,数字减影血管造影（digital substraction angiography，DSA)直视下尝试拔管。

（王国琴　范家莉　李丽玲）

参考文献

［1］YU X, YUE S, WANG M, et al. Risk Factors Related to Peripherally Inserted Central Venous Catheter Nonselective Removal in Neonates. 2018, 2018：3769376.

［2］HSU JF, TSAI MH, HUANG HR, et al. Risk factors of catheter～related bloodstream infection with percutaneously inserted central venous catheters in very low birth weight infants：a center's experience in Taiwan. Pediatr Neonatol, 2010，51(6)：336－342.

［3］CORZINE M,WILLETT LD. Neonatal PICC：one unit's six-year experience with limiting catheter complications. Neonatal Netw，2010, 29(3)：161－173.

［4］PAULSON PR,MILLER KM. Neonatal peripherally inserted central catheters：recommendations for prevention of insertion and postinsertion complications. Neonatal Netw, 2008, 27(4): 245 - 257.

[5] SHARPE EL. Tiny patients, tiny dressings: a guide to the neonatal PICC dressing change. Adv Neonatal Care, 2008, 8(3): 150 - 162.

[6] SHARPE E, KUHN L, RATZ D, et al. Neonatal Peripherally Inserted Central Catheter Practices and Providers: Results From the Neonatal PICC1 Survey. Adv Neonatal Care, 2017, 17(3): 209 - 221.

[7] RAAD I, HANNA H, MAKI D. Intravascular catheter∼ related infections: advances in diagnosis, prevention, and management. Lancet Infect Dis, 2007, 7(10): 645 - 657.

[8] ADVANI S, REICH NG, SENGUPTA A, et al. Central line-associated bloodstream infection in hospitalized children with peripherally inserted central venous catheters: extending risk analyses outside the intensive care unit. Clin Infect Dis, 2011, 52(9): 1108 - 1115.

[9] GORDON A, GREENHALGH M, MCGUIRE W. Early planned removal versus expectant management of peripherally inserted central catheters to prevent infection in newborn infants. Cochrane Database Syst Rev, 2018, 6: Cd012141.

[10] O'GRADY NP, ALEXANDER M, BURNS LA, et al. Guidelines for the prevention of intravascular catheter∼ related infections. Am J Infect Control, 2011, 39(4 Suppl 1): S1 - 34.

[11] BASHIR RA, CALLEJAS AM, OSIOVICH HC, et al. Percutaneously Inserted Central Catheter — Related Pleural Effusion in a Level III Neonatal Intensive Care Unit: A 5-Year Review. (2008 - 2012). JPEN J Parenter Enteral Nutr, 2017, 41(7): 1234 - 1239.

第十一章

PICC 风险管理与策略

第一节　风险管理概述

　　风险管理指如何将项目或流程中存在的策略风险或操作风险环节造成的不良影响降至最低的管理过程。风险管理包括风险的量度、评估和应变策略。PICC 导管维护流程包含策略风险—没有"做正确的事情"造成的损失；操作风险—没有选择"正确地做事情"造成的损失。PICC 护理风险控制是风险管理的核心，指经过风险识别，评估可能存在或出现的问题采取措施。风险管理有助于临床医务人员识别、评估、控制和效果评价，实现风险与效益间的平衡。

第二节　PICC 风险管理策略

一、建立血管通路专业组多学科协作

　　血管通路专业组成员包括科室主任、护士长、PICC

专科护士、高年资护士、责任护士、院感护士、医师、血管外科医师、放射科医师。

血管通路组通过课堂讲座、案例分享、经验总结、模型练习、临床实践,队员互相学习,扩展彼此专业知识。使用同质化基础的 PICC 团队显著改善新生儿的安全,减少医疗费用、降低感染率。

团队可在 PICC 置管,日常的导管维护中解决导管相关的问题、提供正式和非正式人员的培训教育及对过程指标和结果指标进行监督。整个团队的理念可使不恰当导管的选择及不合适的导管尖端位置降至最低。

选择专业团队进行 PICC 置管和维护能将并发症降至最低。如果将 PICC 置管、维护及护理分开,将置管作为唯一目的,忽视了后续的护理和导管维护等过程,团队的效价比不高,增加了感染的风险。

二、规范 PICC 技术路径

PICC 技术路径如图 11 - 1。

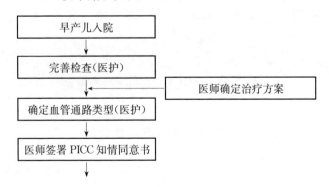

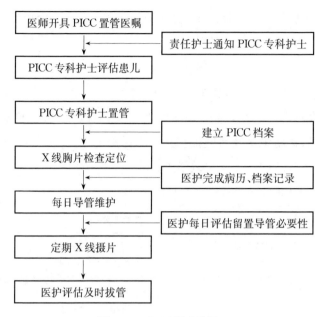

图 11 - 1 PICC 技术路径

三、教育培训常态化

PICC 知识的培训对象是医护人员,护士是 PICC 的置管者及维护者,应关注护士 PICC 知识的培训与更新,降低并发症的发生率。

(一)新进人员教育培训

护士新进人员入岗前接受 PICC 相关理论知识及维护技术培训,评估掌握情况,确认操作同质化后方可从事 PICC 维护操作。

(二)PICC 护理新进展培训

PICC 专科护士通过外出培训或文献查阅获取最新

PICC 知识与证据总结,更新护士常规与流程,组织科内培训,评价临床实施效果。

(三) 不良事件培训

针对导管不良事件,组织科室业务学习。由当事人对事件总结,包括事件发生经过、原因分析、不良后果、预防策略及研究证据在科内讨论学习。

(四) PICC 父母教学工具

PICC 父母教学工具如表 11 - 1。

表 11 - 1　父母教学工具

父母的问题	医护人员的回答
什么是 PICC 导管	PICC 管道是一种小巧的柔性导管,被放在手臂、腿或头皮的静脉中。导管的尖端位于心脏附近的大静脉中
为什么宝宝需要 PICC 置管	宝宝非常小而且非常脆弱,需要通过静脉补充营养,PICC 管道可以输注宝宝需要的营养与药物。NICU 中的许多婴儿都留置 PICC 导管
宝宝还需要穿刺静脉留置针吗	宝宝在某个时候可能需要定期穿刺静脉留置针。有 PICC 导管的婴儿静脉留置针穿刺次数会较少
谁在给宝宝穿刺 PICC 导管	只有经过专门培训的注册护士或医师才会执行此程序。一旦 PICC 导管被留置,将采用 X 线胸片来确定其位置
导管留置有没有风险	植入部位的感染,血栓和(或)出血是可能的风险。我们将尽一切可能保证宝宝的安全
如果你不能在宝宝身上留置 PICC 导管怎么办	如果 PICC 团队无法在宝宝身上留置 PICC 导管,医疗团队将讨论其他选择,介时会与您再沟通

四、结果的监测

PICC 的质量改进计划是重要组成部分。收集整理操作中的数据可对医疗工作产生良好的效果。PICC 置管监测数据包括：置管时的体重；置管适应证；导管具体参数；置管、导管留置中和拔除过程中的并发症；导管留置天数；导管拔除原因等（表 11 - 2、表 11 - 3、表 11 - 4 和表 11 - 5）。

表 11 - 2　PICC 数据库表

姓名：	诊断：
性别：　男　女	孕周：
出生日期：	出生体重：
置管日期：	置管体重：
诊断：	

表 11 - 3　PICC 置管适应证表

静脉留置>5 天	喂养不耐受
静脉留置困难	药物治疗
置管日志：PICC 型号：	导管的编号：
之前有无植入物：　有　无	有无切开术：　有　无
植入件：	助理：
植入位置：	外管：　厘米,内管：　厘米
X 线胸片时间：	读片者：
尖端位置：　　上腔静脉	下腔静脉　　其他位置：
安置：　中心　外周	作为中心使用的外周静脉

表 11－4　血流感染监测日志

日期：	真菌感染	监测脓毒症感染	结果

PICC 维护日志(佩戴：口罩、帽子、隔离衣)

日期：	维护	团队成员的首字母缩写

表 11－5　拔除导管日志

日期：

合理拔除：(大多数情况)

选择性拔除：	治疗完成	接近治疗完成
	拔除留置中心静脉导管	
	死亡	放弃治疗原因：
	其他：	
非选择性拔除：	阻塞	静脉炎
	浸润	胸腔积液
	感染：	非导管感染　PICC 感染
	移植	渗漏
	其他：	
PICC 尖端感染：	是	否

结果：

拔除时间：

PICC 内管：厘米,PICC 总长：厘米,PICC 导管留置时间：天

其他：

从每个置管者和置管团队中所得的数据对置管的结果进行常规分析。数据应以每 1 000 个置管天数作为基准数据与其他医院进行比较。

(并发症总数/置管天数)×1 000＝每日置管的并发症率

五、PICC 并发症管理

(一) 施行基于循证的 PICC 集束化管理

根据新生儿 PICC 维护证据,制订 PICC 置管流程、

维护流程、用药流程、拔管流程,降低并发症发生。建立血管通路组,PICC 置管与维护由小组成员负责,关键技术集中于固定人员,确保操作熟练化、同质化。PICC 用药流程由多个具体、可操作性、基于循证的元素集束构成,具有可操作性,便于临床护士实施。

（二）实施 PDCA 改进护理薄弱点

对照 PICC 维护证据,结合 PICC 结局指标监控与管理。根据紧急程度、严重情况选择一项并发症为 PDCA 项目,明确负责人、确定主题、拟定活动计划、基线数据收集、设定目标、分析原因、制订及对策实施、总结评价,实施 PDCA 可激励护士对 PICC 规范与流程的依从性。

（三）跟踪 PICC 并发症数据

PICC 专科护士统计当月各类并发症发生例数,分析原因制订策略,落实策略实施,所有数据前后同期比较,自我评价管理成效。

六、环境、物力、人力资源管理

（一）环境

PICC 操作环境安全、人员流动限制、置管环境相对隔离,清洁安全的工作环境减少导管并发症的发生。

（二）物力

提供安全的 PICC 医疗设施,加强 PICC 用品的管理,规范 PICC 医疗废弃物的处理,避免因设备设施故障、物品准备不足、导管质量等降低护士工作效率,增加护士重复劳动。

（三）人力

人是 PICC 风险核心因素，人员的培训与监督、人员的依从性分析、繁忙时段人员数量与工作量的匹配都将是 PICC 风险的影响因素。

七、员工体验与建议

管理者应了解规范与流程更新后，临床护士的体验感，了解未执行护士行为背后的原因。倾听护士的评价与建议后，完善风险管理体系。

（李丽玲）

参考文献

［1］ MORA CAPÍN A，RIVAS GARCÍA A，MARAÑÓN PARDILLO R，et al. Impact of a strategy to improve the quality of care and risk management in a paediatric emergency department. J Healthc Qual Res，2019，34(2)：78－85.

［2］ EMAMGHOLI S，KHANJARI S，HAGHANI H. Impact of an Educational Program on Nurses' Performance in Providing Peripherally Inserted Central Catheter Care for Neonates. J Infus Nurs，2020，43(5)：275－282.

［3］ BROADHURST D，MOUREAU N，ULLMAN AJ. Management of Central Venous Access Device-Associated Skin Impairment：An Evidence-Based Algorithm. J Wound Ostomy Continence Nurs，2017，44(3)：211－220.

附　录

新生儿 PICC 技术关键点总结

附表 1　前端开口 PICC 置管查检表

项　　目	要　　　　　求	执行情况
操作前准备	洗手、戴口罩、帽子	
	评估患儿项目齐全,签署同意书	
	环境准备充分	
	用物准备充分	
置管前准备	穿刺静脉选择合适	
	导管测量长度准确	
	根据需要更换尿布、调整好体位、建议使用辐射保暖床	
	有效安抚患儿	
置管过程	置管前再次流动水洗手	
	建立无菌区(打开无菌包、穿隔离衣、戴无菌无粉手套)	
	辅助者协助准备无菌物品符合无菌原则	
	置管前使用生理盐水润管	
	穿刺点皮肤消毒,范围准确	

（续表）

项　目	要　　　求	执行情况
置管过程	铺设无菌巾，最大化无菌区域	
	待干后去除消毒剂、正确选择穿刺静脉、扎止血带	
	静脉穿刺（进针角度根据情况 $10°\sim15°$）	
	松止血带，取出穿刺针，按压方法正确	
	送入导管方法正确（无齿镊、缓慢送管）	
	送管中辅助者准确放置患儿体位（上肢）	
	撤出导丝方法正确（若有导丝）	
	判断导管是否在血管内（抽回血，脉冲式冲管）手法正确	
固定过程	检查导管外露刻度	
	穿刺点止血并清洁周围皮肤	
	胶带交叉固定圆盘	
	敷贴覆盖区域范围正确	
	敷贴外导管双道固定	
	穿刺点出血评估，必要时加压包扎	
操作后	记录内容正确、完整	
	再次评估穿刺点出血情况	
	整理用物	
	拍片定位	

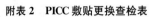

附表 2　PICC 敷贴更换查检表

项　目	要　　　求	执行情况
操作前准备	洗手、戴口罩、帽子	
	评估患儿敷贴	
	环境准备充分	
	用物准备充分	
	查看原 PICC 记录单,核对刻度	
	安置患儿体位,胶布移除	
	评估患儿疼痛并给予安抚	
操作过程	操作前流动水洗手	
	建立无菌区(打开无菌包、穿隔离衣、戴无菌无粉手套)	
	辅助者协助准备无菌物品、符合无菌原则	
	铺设无菌台	
	皮肤消毒,无遗漏,待干	
	辅助者洗手、戴无菌手套	
	铺设无菌巾,最大化无菌区域	
	消毒者消毒肢端后更换手套	
	揭去敷贴方法正确,180°或 0 移除旧敷贴	
	敷贴揭去后检查外管长度,双人核对	
	消毒范围大于敷贴待干,之后酒精棉片脱碘	
	圆盘交叉固定,接口处固定	
	敷贴覆盖区域范围正确,无张力固定	
	穿刺点出血评估,必要时加压包扎	

（续表）

项　　目	要　　　　　求	执行情况
操作后	安置体位	
	记录内容正确、完整	
	整理用物	

附表 3　PICC 补液更换查检表

项　　目	要　　　　　求	执行情况
操作前	洗手、戴口罩、帽子	
	环境准备充分	
	用物准备充分	
操作过程	操作前流动水洗手	
	双人核对补液	
	戴无菌手套，PICC 补液排气	
	准备消毒物品	
	更换无菌手套，患儿身上铺置无菌治疗巾一块	
	辅助者夹闭双腔接口，去除旧补液，操作者用无菌纱布包裹双腔接口及连接处	
	洗必泰纱布反复摩擦擦拭接口处，一块洗必泰纱布擦拭 20 秒，每个接口使用两块洗必泰纱布共擦拭 40 秒	
	操作者消毒接口时，辅助者将新的补液接于输液泵上，并设置补液输入速度（mL/h）及输入总量（mL）	
	接口消毒完毕，用生理盐水脉冲式冲管 1~2 mL，连接新补液接口	

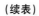

(续表)

项　目	要　　　求	执行情况
操作过程	辅助者按"快进"键,快进 1 mL	
	辅助者按"开始"键,确保导管无异常	
操作后	安置体位	
	记录内容正确、完整	
	整理用物	

附表 4　PICC 拔管查检表

项　目	要　　　求	执行情况
操作前	洗手、戴口罩、帽子	
	环境准备充分	
	用物准备充分	
	核对医嘱,确定患儿需要拔管	
操作过程	操作前流动水洗手	
	戴无菌手套	
	铺无菌台	
	安尔碘纱布包裹肢端,棉签蘸安尔碘消毒整个肢体,消毒 3 遍	
	辅助者辅助固定患儿置合适体位	
	皮肤消毒,无遗漏处	
	铺设无菌巾,最大化无菌区域	
	撕旧敷贴时动作轻柔,观察局部皮肤有无红肿	
	安尔碘消毒皮肤及管道,确认外管长度	
	缓慢拔出导管,双人核对拔出刻度	

（续表）

项　目	要　　　　求	执行情况
操作过程	压迫穿刺点止血	
	辅助者用无菌剪剪取导管尖端约 2 cm 做培养	
	双人检查拔出导管完整性及外观，核对刻度	
	无菌纱布及敷贴覆盖穿刺点	
操作后	安置体位	
	记录内容正确、完整	
	整理用物	

附表 5　改良式 Seldinger PICC 置管查检表

项　目	要　　　　求	执行情况
操作前准备	洗手、戴口罩、帽子	
	评估患儿项目齐全，签署同意书	
	环境准备充分	
	用物准备充分	
置管前准备	评估穿刺静脉，选择改良式 Seldinger	
	导管测量长度准确	
	安置患儿体位，有效方法安抚患儿	
置管过程	置管前再次流动水洗手	
	建立无菌区（打开无菌包、穿隔离衣、戴无菌无粉手套）	
	辅助者协助准备无菌物品，符合无菌原则	

（续表）

项　目	要　　　　　求	执行情况
置管过程	置管前使用生理盐水润管	
	穿刺点皮肤消毒,范围准确	
	铺设无菌巾,最大化无菌区域	
	待干后去除消毒剂、正确选择穿刺静脉、扎止血带	
	使用留置针静脉穿刺(个体化评估,10°~15°)	
	插入留置针套管,取出针芯,松止血带,按压方法正确	
	导丝插入留置针套管	
	取出留置针套管,使用镊子扩皮正确	
	送入导管鞘,取出导丝,导管送入导管鞘	
	送入导管方法正确(无齿镊、缓慢送管)	
	送管中辅助者放置患儿体位准确(上肢)	
	判断导管是否在血管内(抽回血,脉冲式冲管)手法正确	
固定过程	检查导管外露刻度	
	穿刺点止血	
	胶带交叉固定圆盘	
	敷贴覆盖区域范围正确	
	敷贴外导管双道固定	
	穿刺点出血评估,必要时加压包扎	
操作后	记录内容正确、完整	
	再次评估穿刺点出血情况	
	整理用物	
	拍片定位	

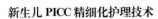

附表 6　原位换管查检表

项　目	要　　　求	执行情况
操作前	洗手、戴口罩、帽子	
	环境、用物准备充分	
置管前准备	评估患儿是否适合原位换管	
	核实之前的 PICC 记录表内容	
	有效安置患儿体位、有效方法安抚患儿	
置管过程	置管前再次流动水洗手	
	建立无菌区(打开无菌包、穿隔离衣、戴无菌无粉手套)	
	辅助者协助准备无菌物品,符合无菌原则	
	置管前使用生理盐水润管	
	穿刺点皮肤消毒待干,范围准确	
	铺设无菌巾,最大化无菌区域	
	揭去敷贴,观察原导管的外露管长度	
	缓慢拉出导管,预计内管 5～6 cm 时停止	
	眼科镊进行穿刺点处的扩张	
	无菌剪刀剪掉外露管	
	穿刺鞘外套管(去除针芯)穿入外露管,插入到血管	
	将原导管完全拉出,送新管至预测刻度	
	退出穿刺鞘外套管	
固定过程	检查导管外露刻度	
	穿刺点止血	

（续表）

项　目	要　　　求	执行情况
固定过程	胶带交叉固定圆盘	
	敷贴覆盖区域范围正确	
	敷贴外导管双道固定	
	穿刺点出血评估,必要时加压包扎	
操作后	记录内容正确、完整	
	再次评估穿刺点出血情况、整理用物	
	拍片定位	

（李丽玲　胡晓静）